「洗わない!」で
アトピーを治す

磯辺善成

健康ライブラリー
スペシャル

講談社

「洗わない！」でアトピーを治す●もくじ

第2章 薬ではアトピーが治らない理由……51

第3章 合成洗剤なしの生活で子どものアトピーを治す……73

「洗わない！」でアトピーを治す

ブックデザイン……東海林かつこ [next door design]
本文イラスト……とぐちえいこ
本文図版……さくら工芸社

プロローグ

みなさんは人体の中で最大の器官は何だと思いますか？　こう尋ねると大半の方は「肝臓ですね」と答えます。しかし、じつは「皮膚」が正解なのです。

ヒトの皮膚の表面積はおよそ1・6平方メートルもあり、だいたい畳1畳に相当する面積です。その重さは皮下組織を含めると9キログラム程度。肝臓は約1・5キログラムですから、やはり皮膚が人体最大の器官なのです。これだけの大きさのある皮膚に炎症が生じるとたいへんつらい思いをすることになります。アレルギーのひとつであるアトピー性皮膚炎も、とても苦しい病気です。

この数十年、アトピー性皮膚炎の患者は増加傾向にあります。厚生労働省の２００８年（平成20年）の調査によると、日本での患者は34万９０００人でした。１９８７年（昭和62年）時点では22万４千人でしたから、約20年で1・5倍以上に増えたことになります。

私は医師としての50年近い経験から、このように患者数が増えている背景には、「アトピー性皮膚炎は病院で治療を受けてもなかなか治らない」ことがあると感じています。

実際、私のクリニックを受診する患者さんのなかには、いくつもの病院で治療を受けたにもかかわらず、アトピー性皮膚炎の症状が改善されなかったと訴える人が多いのです。

では、なぜアトピーは治らないのでしょうか？　理由は単純明快です。病院での治療法が間違っているからです。ステロイド、プロトピックなどは短期間では効果が認められているものの、これらの薬は症状を抑えるためのもので、アトピー性皮膚炎を完治させるものではありません。さらには副作用も問題になっています。

そもそも、アトピーとはギリシャ語で「つかみどころのない」という意味の言葉です。その言葉通り、当時も今も、アトピー性皮膚炎は「つかみどころのない皮膚炎」なのです。発症のメカニズムが完全には解明されていないのですから、治療法が確立されていない現状もある意味では仕方のないことかもしれません。

ところが、私のクリニックを受診した患者さんのほとんどはアトピーを克服されています。１９９３年にクリニックを開業して以来、私はおよそ3万人のアトピー性皮膚炎の患者さんを診てきました。そして、年齢や性別を問わず、そのうち80％強が1～2年以内に完治しているのです。

とはいえ、私は何も特別な薬を処方しているわけではありません。私のアトピー治療の基本はただひとつ。「合成洗剤で洗わない」、これだけです。

さきほど、来院患者の80％強が完治していると述べましたが、じつは残りの20％弱はアトピーが職業病になっている患者さんたち、つまり仕事上、「合成洗剤を使わなければいけない」人たちです。私のクリニックのある愛知県安城《あんじょう》市周辺には工場が多く、そこで働く人たちは手や顔に付着した工業油を洗い流すために、毎日数回、洗浄力の強い合成洗剤で洗っているようです。そうした患者さんを完治に向かわせるのは非常に困難です。

合成洗剤がアトピー性皮膚炎の発症と深い関係にあるという発見のきっかけは、私が長年かかわってきた免疫の研究にありました。

私は京都大学医学部を１９６６年に卒業して以来、免疫を専門に研究していました。研究を始めた当初は、蛍光顕微鏡と電子顕微鏡を使って、胸腺にある、アデノウイルス（一般的な風邪の原因であるウイルス）の抗体を持つ細胞の検出を行っていました。胸腺というのは、胸の上部にある、免疫機構において重要な役割を果たしている臓器です。

その後、アメリカのコロラド大学へ留学し、免疫電子顕微鏡法で消化管の局所免疫の研究を行いました。局所免疫とは、腸や皮膚など、外環境に接する器官に存在する防御システムのことです。

免疫電子顕微鏡法による写真はとても緻密で、私は局所免疫の主たる担い手である分泌型IgAという抗体が粘膜の上皮細胞を経由して消化管腔へ分泌されるしくみを解明することができ、当時、国際的にも高い評価を得ました（1976年に「Gastroenterology」誌に発表）。

日本に帰国してからも消化管の免疫や腫瘍に関する研究を続けていましたが、1975年当時はまだ、アトピー性皮膚炎が近年ほど深刻な問題になっていなかったので、私自身、実際に治療にあたる機会はありませんでした。

ところが、1993年にアレルギー科のクリニックを開業した途端、来る日も来る日も、アトピー性皮膚炎で悩み苦しんでいる患者さんがあまりに多く来院されることに驚かされました。

私が大学を卒業した当時は、アトピー性皮膚炎の患者さんはそれほど多くなかったのに、どうしてこんなに増えてきたのだろうか？　アトピーはなぜ治らないのだろうか？

こんな疑問を抱きながら、日々、患者さんの診察にたずさわっていました。そしてある日、アトピー性皮膚炎には私が研究してきた局所免疫が深く関与しているのではないか、と思いついたのです。

私のクリニックには、全身の皮膚に細菌感染を伴った重症のアトピーの患者さんがしばしば訪ねてこられました。あるとき、これほどひどい感染が起こっているということは、皮膚の局所免疫機構が壊されているに違いない、と直感したのです。そうだとすれば、免疫機構を破壊するものは何なのか？　それは必ず日々くり返されている行為に原因があるはず……と考えていたとき、合成洗剤の存在に気がついたのです。

ヒントになったのは、来院患者の発症時期や年齢などのデータです。１９６０年代の後半から70年代半ばの時期に発症したケースが多い事実を考えると、経済発展にともなって変化した生活環境や生活習慣に原因があるのではないかと思ったのです。とくに、１９６４年の東京オリンピック、１９７０年の大阪万博の頃から、一般家庭にもアトピー性皮膚炎の患者が急激に増えてきました。

１９６０年頃、〝三種の神器〟と呼ばれた白黒テレビ、洗濯機や冷蔵庫の普及とともに、経済的にゆとりのある家庭では、合成洗剤であるシャンプーや洗濯用洗剤を使いはじめていました。さらに前述のように私のクリニック周辺には工場が多く、そこでも合成洗剤が使用されるようになっていたのです。

いったい、合成洗剤とは何だろう？　人体に何か悪影響を与えているのではないか？　そんな疑問を抱いた私は合成洗剤の作り方や作用の研究に没頭しました。その結果、合成洗剤に含まれている界面活性剤が体の免疫機構を壊し、アトピー性皮膚炎を引き起こしていることを突き止めたのです。

それ以降、外来の患者さんには、合成洗剤はもちろんのこと、重症の場合には普通の石けんも使わないよう指導したところ、今までにない劇的な症状改善が見られるようになりました。

「合成洗剤で洗わなければ治る」と言っても、現代の日常生活で合成洗剤を使わないというのはなかなか大変なことです。私のクリニックでも、アトピー性皮膚炎が再発してしまう患者さんは「ついつい洗ってしまった」人たちです。もちろん、重症の患者さんには「洗わない」治療法を徹底してもらいますが、症状が軽微の患者さんについては私もそこまでは指導していないので、「つい洗ってしまった」ということが起こるのです。

また、合成洗剤に含まれる界面活性剤は体に蓄積されるので、今は大丈夫だという人でも、いつ皮膚に症状が出てくるかもしれないというのがおそろしいところです。

本書を最後までお読みいただければ、「合成洗剤で洗わない」＝「界面活性剤と縁を切る」ことがいかに大切かを理解することができ、アトピー性皮膚炎の苦しみから解放されることでしょう。

なお、本書の執筆にあたっては、美容ジャーナリストの井上華奈氏に協力をあおぎ、とくに第4章では、取材・構成面で多大な尽力をいただきました。おかげでアトピー性皮膚炎に悩む人にとって、きわめて実践的な情報を提供できたと自負しております。

磯辺善成

2011年3月

第1章

合成洗剤が
アトピーの原因だった

曖昧なアトピーの定義

アトピー性皮膚炎を完治させるためには、合成洗剤を一切使わないこと。これが私が30年以上かけて研究してきたことの結論です。特別な薬は使いません。もちろんお金もあまりかかりません。それでも完治できるのです。こう言われても、今日から合成洗剤の使用を一切やめよう、と決心される方は少ないのではないでしょうか?

便利で清潔な生活に慣れてしまっている私たち現代人にとって、合成洗剤はもはや生活必需品になっています。しかし、本当にアトピー性皮膚炎の苦しみから解放されるためには、これから私が説明することをよく理解していただく必要があります。そのうえで、合成洗剤の使用を中止してください。アトピー性皮膚炎と合成洗剤の関係について本当に納得のいく理解をされたなら、けっして合成洗剤を使う気持ちにはならないでしょう。

まずは、アトピー性皮膚炎についての基礎知識を簡単におさらいしておきましょう。

アトピー性皮膚炎を医学的に説明すると、「遺伝的素因と、食生活、ストレスなどの環境的要因、つまり内因的、外因的要素が複雑に絡み合って起きる疾患で、頑固なかゆみと特徴的な湿疹が見られ、症状の悪化と緩解(症状が一時的に軽減したり消失した状態)をくり返しながら慢性化し、なかなか治らない皮膚病」ということになります。

少々わかりにくい表現になっているのは、アトピー性皮膚炎の原因がはっきり特定されておらず、ウイルスの有無などの目に見える決定的な指標がないからです。アレルギー体質かどうかを調べる際には、血液中のIgEという免疫グロブリン（後で説明します）の値が指標とされますが、アトピー性皮膚炎についてはIgE値が基準値以下でも発症しているケースがあり、決定的なものではありません。

そのため病院など実際の治療現場では、こうした定義と「診断基準」を照らし合わせることで、アトピー性皮膚炎の診断を行っているのです。治療現場で使われている「診断基準」は、約30年前、アメリカの医師ハニフィンとノルウェーの医師ライカがアトピー性皮膚炎の病態の特徴を整理し、提唱したものがもとになっています。

日本皮膚科学会による「アトピー性皮膚炎診療ガイドライン」では、アトピー性皮膚炎の定義・診断基準を以下のように定めています。専門用語が多いので、わかりやすいように整理して紹介しましょう。

- 頑固なかゆみをともなう湿疹があって掻くと悪化する。
- 慢性的な経過をたどり、良くなったり悪くなったりをくり返す。

●子どもに多く、湿疹の出る部位に特徴がある。
●アトピー性皮膚炎を起こす遺伝的素因がある（本人または家族の中にアトピー性皮膚炎、ぜんそく、花粉症などのアレルギー疾患の既往がある）。
●乳児で2ヵ月以上、乳児以外では6ヵ月以上の慢性期がある。
●生活環境の中に悪化因子が認められる（住環境、偏食、ストレスなど）。
●血液検査をおこなうと、血中のIgE値が基準値より高くなりやすい。

これらのうち、最初の3項目は、アトピー性皮膚炎と診断するための必要条件とされています。

診断のあとは治療ということになりますが、その際に重症度を判別しておく必要があります。重症度は「重症」「中等症」「軽症」「軽微」の4段階に分けられ、「湿疹の状態」「炎症の程度」「患部の広さ」によって決められています。

厚生労働科学研究班による「アトピー性皮膚炎治療ガイドライン２００８」では、次のように重症度を定めています。

●重症：強い炎症を伴う皮疹が体表面積の30％以上

●中等症：強い炎症を伴う皮疹が体表面積の10％以上、30％未満
●軽症：強い炎症を伴う皮疹が体表面積の10％未満
●軽微：面積に関わらず軽度の皮疹のみられる

「強い炎症を伴う皮疹《ひしん》」とは、赤いポツポツが出る状態（丘疹《きゅうしん》）から進行した状態を言います。具体的には、ジクジクしたり膿《う》んだり、ひっかいて出血したり、皮膚が硬くなったりしている状態を指し、黄色ブドウ球菌に感染しているケースも多くみられます。

COLUMN コラム

アトピー性皮膚炎は遺伝する？

18ページに書いたアトピー性皮膚炎の定義を見ると、「遺伝的素因」が挙げられています。これを見て不安になった方も多いのではないでしょうか。私も、アトピー性皮膚炎の子どもを持つ母親から、「私がアトピー性皮膚炎だからこの子もアトピーになってしまったんでしょうか？」と聞かれることが少なくありません。

確かに、アレルギー疾患であれば、まず遺伝的素因を疑ってかかるのが医学のイロハと

されています。だからといって、アトピー性皮膚炎は遺伝によるものと決めつけるのは、決して正しい考え方ではありません。

アトピー性皮膚炎における遺伝的素因については、しばしば医師の間でも意見が分かれますが、私は長い治療経験に照らし合わせて、純粋に遺伝的素因による発症はないと考えています。そもそも、双子の兄弟、姉妹の双方にアトピー性皮膚炎がみられることから、遺伝するのではないか、と言われたのです。しかし、両親や祖父母がアトピーや喘息、花粉症ではなくても、子どもがアトピーを発症する例が、結構あります。

当然のことですが、親子は同じ屋根の下で生活しているのですから、生活習慣も同じです。親が合成洗剤で体を洗っていれば、子どもの皮膚も同じように合成洗剤で洗うでしょう。その習慣が発症の要因となっていることが考えられます。

ただ、毎日同じように合成洗剤で体を洗い、シャンプーをしたとしても、だれもがアトピーになるわけではありません。人によって、界面活性剤に対する限界は違うので、発症するか否かに個人差が出てきます。ここには遺伝的素因が関わっているでしょう。

これらのことから、アトピー性皮膚炎の発症に遺伝的素因が直接関わっていることはないものの、親がアトピー性皮膚炎であれば、子どもが「なりやすい」可能性は高いと考えられます。
生まれたときに合成洗剤で胎脂を洗い流さず、その後も合成洗剤を使わずにお湯だけで洗うことを続けていれば、乳児湿疹やその後のアトピー性皮膚炎の発症を高い確率で防げることも事実です。重症のアトピー性皮膚炎の母親から生まれた赤ちゃんでも、これらのことを守ればアトピー性皮膚炎を発症しないことからも、発症の大きな要因は産後の生活習慣にあるといえます。

数年前、子どもの頃にアトピー性皮膚炎を発症し、長期間、ステロイド軟膏での治療を受けていた20代の女性が来院しました。皮膚の状態を見てみると、背中一面に目をおおいたくなるほどの重度の症状が出ていました。

私はその女性に、合成洗剤がアトピー性皮膚炎の原因になることを丁寧に説明し、「まずは、合成洗剤で体を洗うことをやめてください。髪も顔もすべてです。洗濯のときも合成洗剤を使うのは中止してください」と指導しました。

そして、自家製のかゆみ止め軟膏（かゆみは痛みの前兆であるとの理論から、痛み止めの効果を持つリドカインを親水ワセリンに混ぜた軟膏を自作しています）、親水ワセリンと尿素を混合した保湿軟膏、かゆみを抑える抗アレルギー剤と抗ヒスタミン剤、さらには皮膚の色素沈着を軽減させる効果のあるビタミンCの錠剤を処方しました。

初診から1年後、この女性はすっかりよくなり、めでたく結婚、妊娠したという報告を受けました。しかし幸せの一方で、彼女は「重症のアトピー性皮膚炎が赤ちゃんにも遺伝するのではないかと心配なんです。私のようなつらい思いをさせたくないので……」と不安を口にしていました。

私は「大丈夫です。アトピー性皮膚炎は遺伝しません。このことは、私のクリニックでの多くの症例が証明しています。でも、赤ちゃんをアトピー性皮膚炎にしないためには、産湯《うぶゆ》に合成洗剤を入れて胎脂を洗い流すようなことはさけるべきです。そして、母乳で育ててください」と言って、胎脂を洗い流す危険性や、母乳には赤ちゃんの免疫機構に必要な成分がたくさん含まれていることを説明しました。女性はさっそく産婦人科に掛け合い、産湯に合成洗剤を入れないようにしてもらったということでした。

その日からまた1年が経ち、女性は出産を終えて元気な赤ちゃんの姿を私に見せに来てくれました。胎脂を合成洗剤で洗い流さず、母乳を飲んですくすくと育った赤ちゃんのどこにも、アトピー性皮膚炎の症状は出ていませんでした。

日常生活に潜む悪化の原因

これも20代の女性のお話です。通常なら合成洗剤の使用をやめるだけでアトピー性皮膚炎の症状は治まるはずなのに、この女性の場合は、1年以上クリニックに通ってもらっているのにもかかわらず、なかなか症状が改善されませんでした。

そこで、どのような生活をしているのか詳しく聞いてみたところ、「特に仕事中にかゆくなります。仕事のストレスなのでしょうか？」との返答でした。勤務先になにかアトピー性皮膚炎を悪化させる要因が隠されているのではと感じ、仕事の際、どういう状態や環境なのかをたずねてみました。すると、「朝、制服に着替えて、ほぼ一日デスクワークです。デスク周りはまめに整理整頓して清潔にしているつもりです」と不安そうに話すのです。

そこで、勤務先の制服の素材を確認してみると、レーヨン、ポリエステルが混ざった化学繊維で作られていました。私は「これだ！」と思いました。そうです、この女性は制服の化学繊維にアレルギー反応を起こし、アトピー性皮膚炎が悪化して治らなかったのです。

アトピー性皮膚炎の人が化学繊維の衣服を着ると、症状が悪化するケースは多くみられます。私に言わせれば、化学繊維を全身にまとうということは、合成洗剤を全身にまとっているようなものなのです。そのため、私は重症の患者には、日常生活で木綿などの天然素材でできた衣服を着るよう指導しています。この女性は、さすがに勤務先で決められた制服までは徹底することができなかったというわけです。

私は医師の立場からこの女性の会社の方にも事情を伝え、特別に木綿素材の私服で勤務できるようにしてもらいました。その後、女性の症状は急速に改善しました。

それからの治療は、かゆみ止め軟膏と親水ワセリンと尿素の保湿軟膏、アズノール軟膏(消炎軟膏)、ビタミンCの錠剤を投与するだけで十分でした。もちろん、合成洗剤の使用は引き続き中止してもらいました。

アレルギーマーチとは?

5年ほど前に私のクリニックに来院した40代の女性は、アトピー性皮膚炎を発症してから、良くなったり悪くなったりをくり返していましたが、現在は完治しています。

この女性は、子どもの頃から肌が弱く、「襟元の詰まったデザインの服やセーター類を着るとちくちくするので、着るのをいやがってよく泣いていた思い出がある」そうです。季節の変わり目になると、湿疹がよくでき、手や肘や膝の裏側がかゆいなど、典型的なアトピー性皮膚炎の症状があったと言います。病院に通って処方された薬を塗っていましたが、思春期になると自然に症状が出なくなったので、すっかり完治したものと思い込んでいました。

しかし、大学に入った頃に花粉症を発症しました。そしてその数年後、顔面に湿疹ができてしまったのです。

アトピー性皮膚炎やぜんそく、花粉症など、アレルギー性の疾患を時間差で連鎖的に発症することをアレルギーマーチと言います。

症状からみて、この女性の場合も、花粉症が発端で発症したアトピー性皮膚炎の疑いが強かったので、まずは血液検査をしました。その結果、スギとオオアワガエリに陽性反応がみとめられました。

私は「スギとオオアワガエリの花粉が皮膚に付着して、湿疹の症状が出ているんです。合成洗剤を使い続けたために皮膚の免疫力が低下し、アトピー性皮膚炎を発症したのです。ですから、今日から合成洗剤を使わないようにしてください。そうすれば必ずよくなります」と伝えました。

そして、抗アレルギー剤と抗ヒスタミン剤、さらに黄色ブドウ球菌に感染していたので、抗生物質を一時的に服用するように指導したところ、1ヵ月ほどですっかり症状は消えました。

ところで、皮膚の状態だけでは判断しきれない例もあります。10年間アトピー性皮膚炎だと言われ続け、なかなか治らずに病院を転々として、私のクリニックに来院してきた30代女性の場合は特殊でした。

私も症状を見てアトピー性皮膚炎だと思い、いつも通り合成洗剤と石けんの使用中止を指導し、塗り薬を処方しました。しかし、1週間たってもいっこうに改善の兆しはありませんでした。そこでもう一度、湿疹の状態をよくみてみたところ、顔に蝶形の湿疹がみられました。これは、SLE（全身性エリテマトーデス）といわれる病気の所見なのです。血液検査を行って、SLEとの診断が確定しました。

SLEでは何らかの理由で自己の組織への抗体が作られてしまい、自己を攻撃することによって症状が起きるとされています。関節リウマチと同じく膠原病の一つで、自己免疫が関わる難病であり、原因も治療法もまだ確実なものはありません。

アレルギーと免疫の深い関係

これまでにも何度か述べたように、アトピー性皮膚炎を含むアレルギーには「免疫」が深く関わっています。

免疫とは、食べ物や微生物など、口や鼻を通って自分の体に入ってきた物質を「無害なもの」と「有害なもの」に選別し、「無害なもの」はそのまま体内へ通過させ、「有害なもの」は体内に侵入しないように排除するしくみです。これは、私たちの誰もが持っている防御システムです。

免疫が「有害」と判断したものを抗原といいます。細菌やウイルスなどの病原体はもちろんのこと、アレルギーの原因とされているダニ、ハウスダストやカビ、それに花粉や食物アレルゲンも抗原です。私たちの体は免疫によって、抗原から守られているわけです。

免疫には、生まれつき備わっている自然免疫と、抗原の侵入によってできる獲得免疫とがあります。一度はしかに罹ると、はしかに対する免疫ができ、その後は二度とかからないといったことが、獲得免疫のはたらきによるものです。

免疫は、抗原が侵入してくると抗体と呼ばれる物質をつくって、防御の準備をします。そして、再度抗原が入ってきたときには直ちに抗体を産生して、より強い免疫反応を起こすのです。

このように、抗体は体を守る大切なはたらきをしているのですが、アトピー性皮膚炎をはじめ、ぜんそく、花粉症やじんましんのように、人の体にとって好ましくない、いわゆるアレルギー反応も免疫によって起きることがわかっています。

抗体は免疫グロブリンというタンパク質の一種で、IgG、IgM、IgA、IgE、IgDの5種類がありますが、今や、アレルギー反応に関わっているものはIgEであることを疑う人はいません。皮膚は外界の異物と接する機会がもっとも多い「免疫の最前線」ですから、皮膚の局所免疫はダニ、ハウスダストや花粉に対してIgEを作り、アレルギー反応を起こすのです。

しかし、私は長年の研究から、アトピー性皮膚炎にはIgEよりもIgAの一種である「分泌型IgA」が深く関わっている、という仮説にたどり着きました。

アトピー発症を防ぐ「分泌型IgA」

人間の体には100兆個を超える細菌が常在していると言われています。皮膚だけでも約1兆個です。人間の細胞は全部で約60兆個ですから、常在している細菌がいかに多いかがわかるでしょう。これらは常在菌と呼ばれ、人間とは、お互いに助け合う共存共栄の関係です。

一方、病原菌と呼ばれる細菌、ウイルスなどは私たちの体に害を及ぼします。また、常在菌であっても、体内に侵入すると病原性を発揮します。これらから体を守るしくみである免疫に、先ほど述べた分泌型IgAという抗体が、深く関わっているのです。

分泌型IgAは、2つのIgAと粘膜や皮下にある細胞でつくられる分泌成分が結びついた抗体で、消化管の粘膜、気管粘膜、目や鼻の粘膜、そして皮膚など、外界に接するすべての部分に存在しています。つまり、分泌型IgAは免疫の最前線を担っているのです。

この分泌型IgAの約80%は消化管に存在し、常在菌、ウイルス、カビ、病原体や有害物質が体内に侵入するのをたえず阻止しています。

では、皮膚の分泌型IgAはどのように働いているのでしょうか。

皮膚の表面にも、常在菌やさまざまな異物が存在し、体内に侵入しようとしていますが、皮脂膜という防御壁が、それを食い止めています。皮脂膜は、おもに、皮脂腺から出る皮脂と汗腺から出る汗、そして毛嚢《もうのう》（毛根を包み込んでいる部分）と汗腺から分泌される分泌型IgAからできています。分泌型IgAは、皮脂膜の一部となって、異物などと闘っているのです。

合成洗剤で洗うと、この皮脂膜が洗い流されて、皮膚への異物の侵入を食い止められなくなり、アトピー性皮膚炎を発症しやすくなってしまうのです。

もし、異物が皮膚表面から体内に侵入してしまったら、今度はIgEが異物と闘います。異物と結合して体への攻撃を防ぐのです。また、IgEと結合した異物は、おもに便から排泄されることがわかってきました。そのため、アトピー性皮膚炎に限らず、花粉症などのアレルギー症状を引き起こす疾患では、血中のIgEとともに、便中のIgEも多くなってくるようですが、これについては現在も検討中です。

このように、分泌型IgAをはじめとするいくつもの免疫グロブリンが、毎日、さまざまな異物と闘ってくれているのです。

「犯人」は合成洗剤だった!

さきほどお話ししたとおり、皮膚の表面は、おもに皮脂、汗、分泌型IgAからできている皮脂膜でおおわれています。これが皮膚の防御壁の役割を果たしているのです。しかし、皮脂膜が失われるようなことがあれば、皮膚の角質層がむき出しになり、外界からの刺激を直接受けることになります。つまり、異物が皮膚の内部に入り込みやすくなってしまいます。

じつは合成洗剤は、この大切な皮脂膜を、簡単に洗い流してしまう特性を持っています。合成洗剤に含まれる界面活性剤は、もともと自然界にはなかった物質です。そのため、自然環境の中ではほとんど分解されず、土の中、海や湖に残留します。

このような合成界面活性剤が、その特性によって皮脂膜を洗い流し、さらに皮膚の内部に入り込めば、皮膚の免疫機構を破壊すると考えられるのです。

アトピー性皮膚炎は、図1（34ページ）を見ればわかるように、40代前半以下の人たちに多くみられます。すなわち、東京オリンピック（1964年）や大阪万博（1970年）に代表される高度経済成長以降に生まれた人ということです。

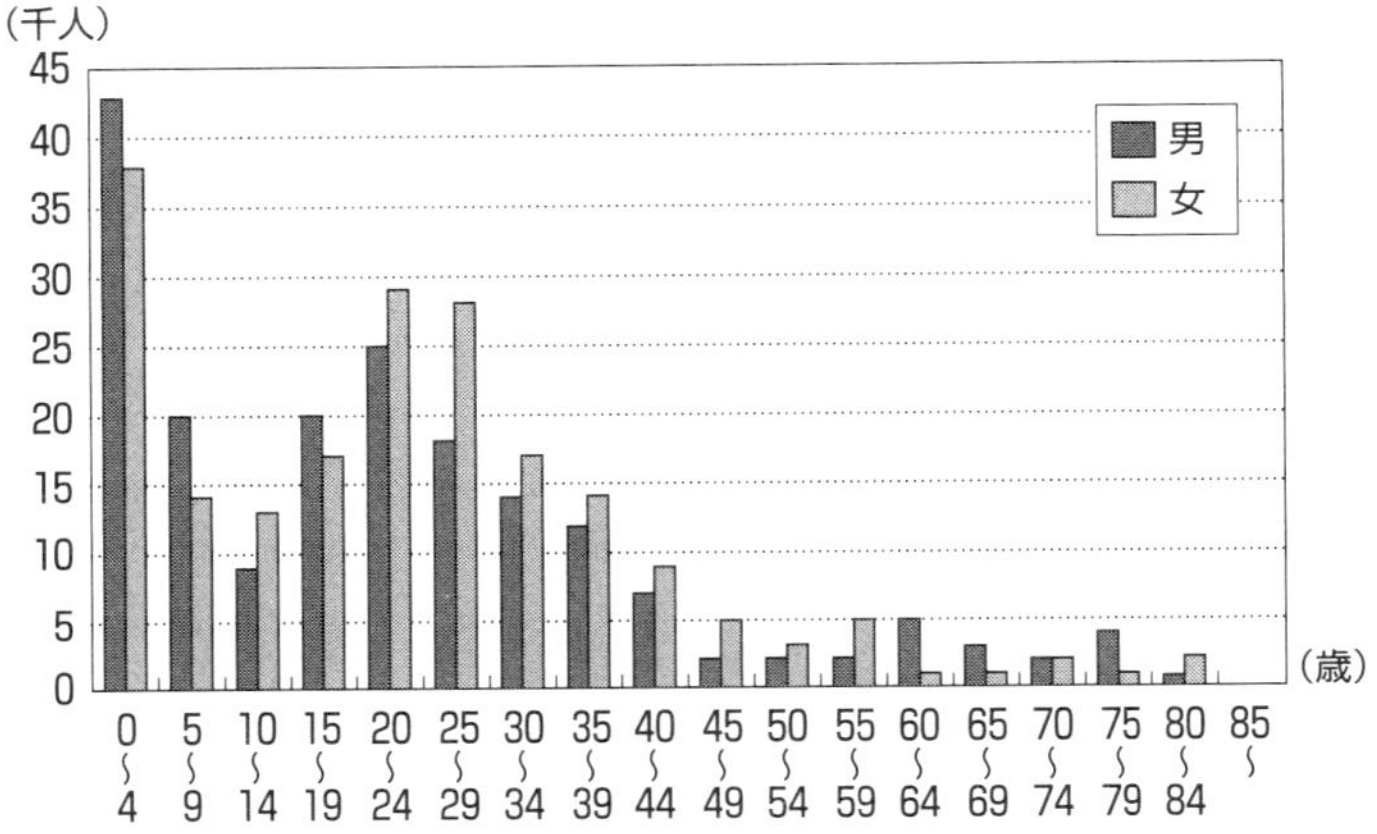

図1　アトピー性皮膚炎の年齢別・性別総患者数（2005年）

独立行政法人 環境再生保全機構によるグラフを改変

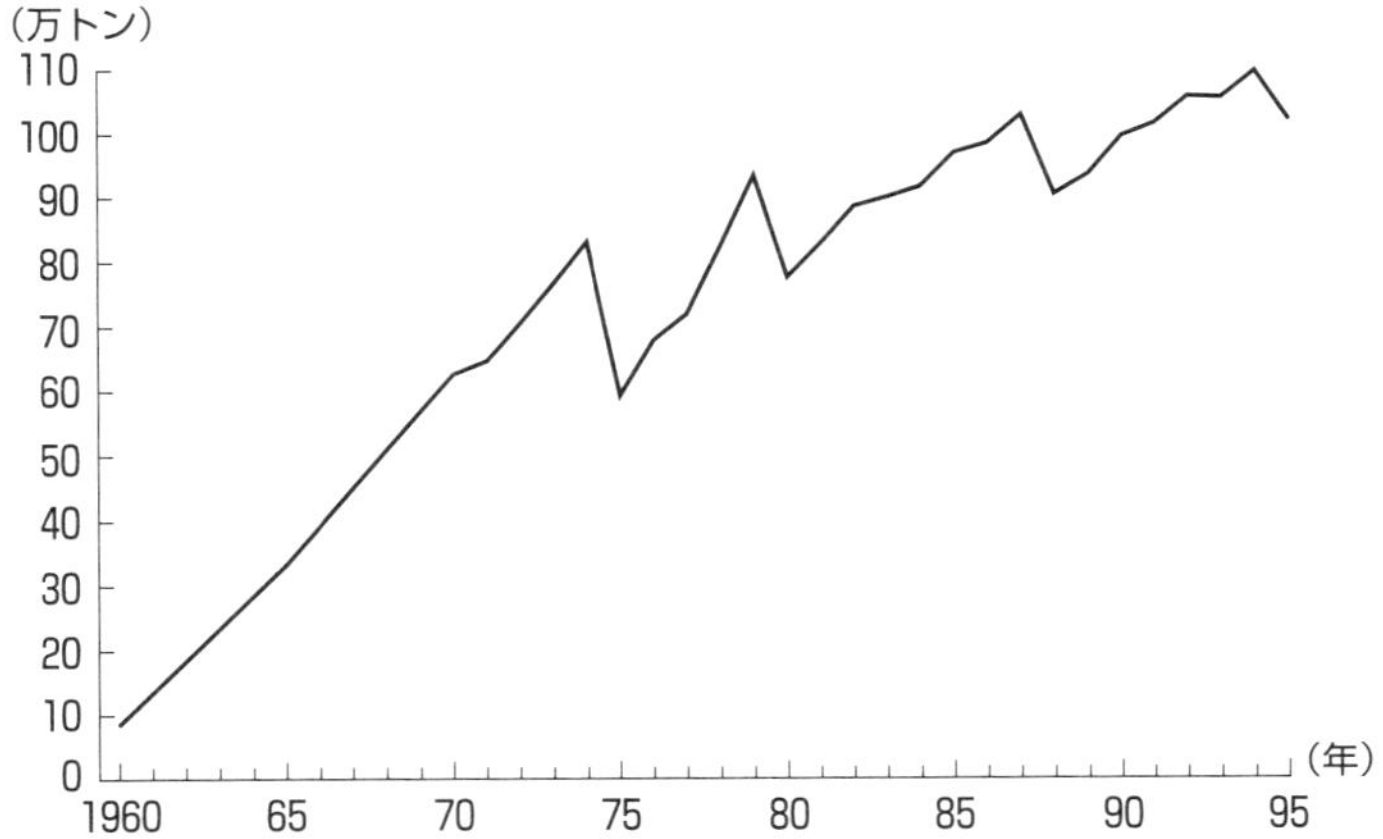

図2　合成洗剤生産量の推移

日本家政学会・編『日本人の生活』（建帛社）より改変

当時、急速な経済発展とともに人々の生活は便利に、そして合理的になり、合成洗剤であるシャンプーや台所用洗剤が次々に登場しました。図2を見れば、いかに急速に合成洗剤が普及していったかがわかります。このことから、私はアトピー性皮膚炎と合成洗剤との間に因果関係があると確信するに至りました。

皮脂膜を洗い流し、細胞を壊す界面活性剤

合成洗剤を使うと、皮膚や体のなかでは何が起きるのでしょうか？

合成洗剤に必ず配合されているのが界面活性剤という物質です。洗濯や食器洗いをしていてわかるように、もっとも落としにくいとされる汚れの成分のほとんどが油性です。ほこりやゴミ、砂や泥は水で落ちますが、油汚れは簡単には落ちません。なぜなら、水は油と溶け合わない性質を持つからです。

そこで、油と水とをなじませる作用を持つ界面活性剤が必要になってきます。界面活性剤を分子構造的に見れば、図3（36ページ・上）のように、水になじむ親水基と油になじむ親油基という、相反する2つの性質を持つ部分が共存する特殊な物質です。ですから、

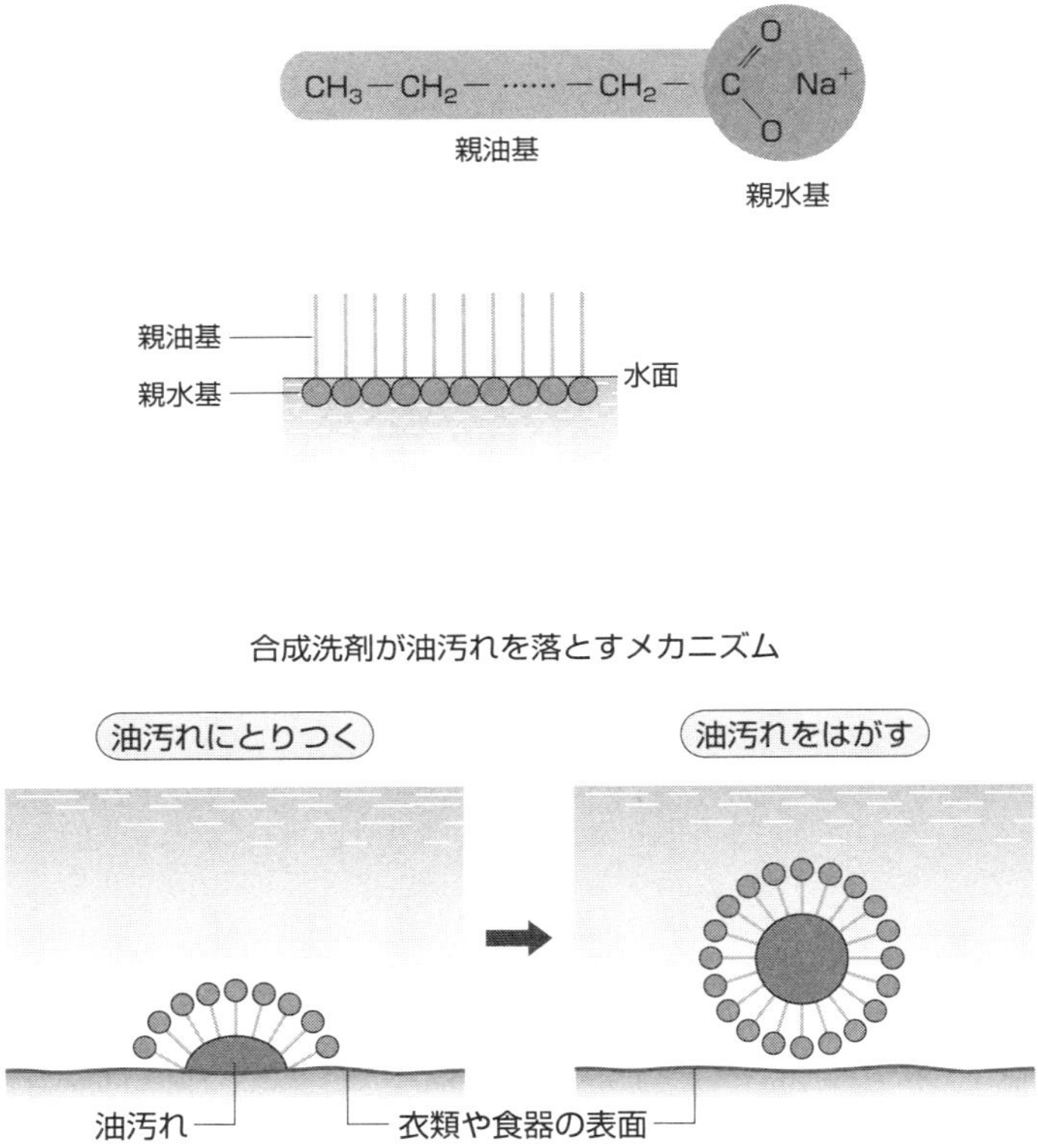

図３　界面活性剤の構造とはたらき

水面上では親油基が空気側、親水基が水側という形で並ぶことになります。

この界面活性剤が油汚れを含んだ水に溶け込むと、図3（下）のように親油基は衣類や食器表面の油汚れにとりつき、それを取り囲むようにおおう形になります。このとき、親水基は水と一緒になろうとするため、衣類や食器から油を引っ張り出す力が働きます。その結果、油汚れが引きはがされるのです。これが、洗剤が油汚れを落とすメカニズムです。

洗濯用洗剤や食器洗い用洗剤だけでなく、メイクアップを落とすクレンジング剤、シャンプーなども同様のメカニズムを利用しています。

もともと人間の皮膚が水やお湯を簡単にはじくのは、皮脂膜が皮膚の表面をおおっているからです。脂質が水をはじいているのです。しかし恐ろしいことに、界面活性剤は皮脂膜の脂にもとりつき、一方で水ともなじむので、合成洗剤を水で洗い流すときに、皮脂膜もいっしょに洗い流してしまうのです。

それだけではありません。洗い流しても界面活性剤の一部は皮膚に残り、表皮の細胞にもとりつきます。細胞表面の細胞膜に含まれている脂質になじむことによって、次々と細胞を破壊していくのです。

COLUMN コラム

皮膚の構造

皮膚のはたらきはたくさんあります。ただ単に、体を包んで保護しているだけではありません。呼吸し、吸収し、排泄し、体温調節をし、さらに触覚や痛覚など各種感覚を受け取る役割も担っています。

皮膚は図4のように、外側から表皮、真皮、皮下組織で構成されています。表皮の外側は皮脂膜でおおわれています。そして、表皮はさらに角質層、顆粒層、有棘《ゆうきょく》層、基底層に分かれています。

表皮の細胞は内側の基底層で分裂増殖し、徐々に皮膚の外側へ押し上げられていきます。そして一番外側にある角質層ではたえず古い細胞がはがれ落ちていき、垢《あか》やフケとなります。これがターンオーバーといわれるものであり、約1ヵ月のサイクルで私たちの皮膚は生まれかわっているのです。

角質層は角質細胞、細胞間脂質（セラミド）などからできています。角質層には皮膚をバリアする機能があるので、健康な人の皮膚であれば、簡単に外界から異物が入り込むことはありません。しかし、アトピー性皮膚炎の人は、皮脂膜が合成洗剤によって洗い流さ

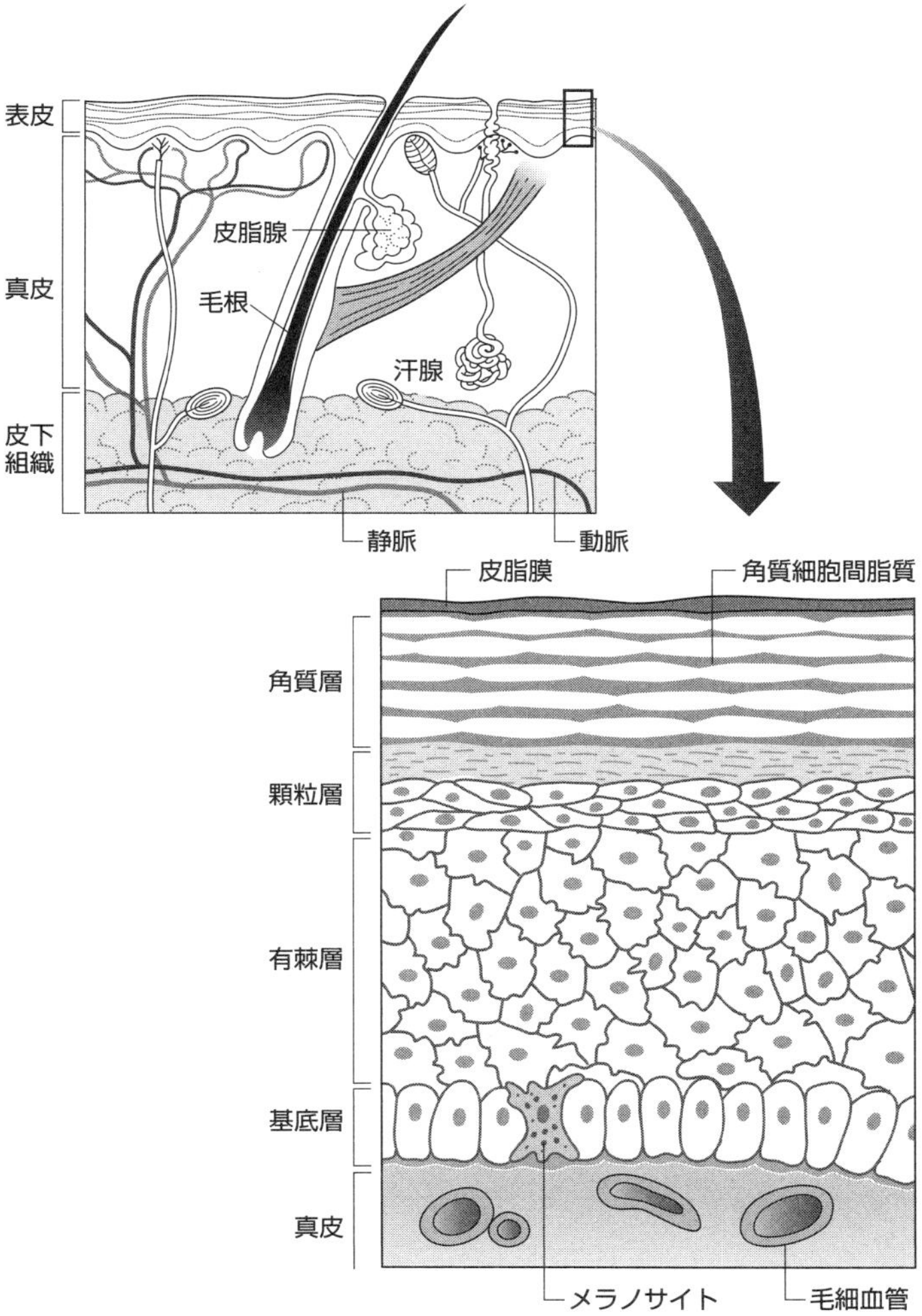
表皮
真皮
皮下
組織
皮脂腺
毛根
汗腺
静脈
動脈
皮脂膜
角質細胞間脂質
角質層
顆粒層
有棘層
基底層
真皮
メラノサイト
毛細血管

図４　皮膚の構造

れているので、角質層、つまり皮膚のバリア機能が壊れやすくなっているのです。

界面活性剤の恐怖

では、私たちの皮膚の免疫機構を破壊する界面活性剤の正体に迫ってみましょう。図5のように、界面活性剤は大きく分けると石けんと合成界面活性剤の2つです。合成洗剤に配合されているのは、もちろん合成界面活性剤です。

石けんは一般的に動植物の油脂を原料とし、水酸化ナトリウムや水酸化カリウムといったアルカリ物質と反応させて作られています。

石けんも界面活性剤ですが、合成界面活性剤とは違い、皮脂膜を洗い流すことはあっても、皮膚の内部に浸透して細胞を破壊したりすることはありません。ただ、皮脂膜を洗い流すことで皮膚を乾燥させ、バリア機能を低下させてしまうことに変わりはありません。

問題は合成界面活性剤です。合成界面活性剤にはさまざまなものがあり、その数は2000種類にもおよびます。通常、合成洗剤に1種類だけの合成界面活性剤を配合することはありません。用途や目的別に数種類から十数種類の合成界面活性剤を配合して個々のは

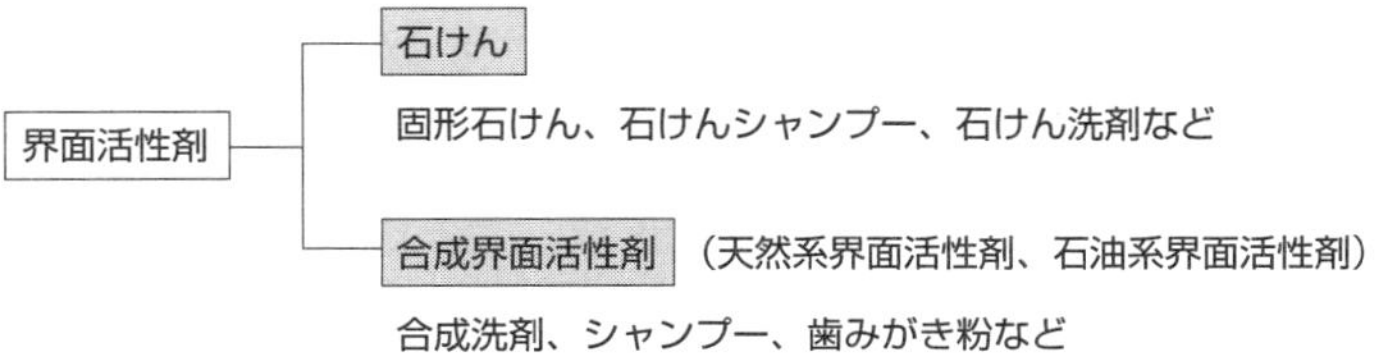

図５　界面活性剤の分類

たらきや特徴（洗浄する、泡立ちをよくする、有効成分を皮膚に浸透させるなど）をうまく引き出すように作られています。

合成界面活性剤は石油系界面活性剤と天然系界面活性剤に分けられますが、どちらも石けんよりはるかに毒性の強い界面活性剤です。よく患者さんから、「天然系の界面活性剤なら使用しても大丈夫でしょうか？」という質問を受けます。「天然」という言葉のイメージから、肌にやさしい印象を持っているのでしょう。

ちなみに、ヤシ油、トウモロコシ油などの天然油脂を使った洗剤には合成界面活性剤が配合されていないかのように思いがちですが、これらの洗剤も、天然油脂から作り出した合成界面活性剤を配合しており、合成洗剤です。

石油系界面活性剤は石油から生成され、天然系界面活性剤は天然油脂から生成されていると聞くと、まるで石油系は危険で天然系は安全であるかのように感じられます。しかし、じつは石油系も天然系も、はたらきはまったく同じ合成界面活性剤なのです。

天然油脂が原料の場合は、天然油脂を分解して天然油脂アルコールを抽出し、濃硫酸を混ぜ、さらに水酸化ナトリウムを混ぜると合成界面活性剤（アルキル硫酸エステルナトリウム）ができあがります。一方、天然油脂アルコールの代わりに、石油を分解して抽出した石油分解ガスアルコールを使用しても、同じようにアルキル硫酸エステルナトリウムができあがります。

つまり、原料は違っても生成される合成界面活性剤は同じもので、どちらもアトピー性皮膚炎の原因となることに変わりはないのです。ここでは、アルキル硫酸エステルナトリウムを例にしましたが、ほかの合成界面活性剤にも同じようなことがいえます。石油ではなく天然油脂を使用しただけで「肌にやさしい」とうたった商品になっているのはとても危険なことです。

同じ天然油脂を原料にしているものなら、皮膚の皮脂膜を洗い流すだけの石けんのほうがまだましです。しかし、合成界面活性剤配合の洗剤は、石けんより泡立ちが良く、汚れもきれいに落ちるうえ、洗い上がりも柔らかいため、広く出回っているのです。

最近では、アミノ酸やコラーゲンなど、体に安全なイメージの天然原料から合成界面活性剤を作り出して配合している製品もあります。私たち消費者にはなかなか区別がつきにくいかもしれません。

試しに今、自宅にある台所用洗剤や洗濯用洗剤、柔軟剤、シャンプー、化粧品、歯みがき剤などの成分表示を見てみてください。「ポリオキシ〜」「ココイル〜」「ラウレス〜」などで始まる名前の成分や「加水分解コラーゲン」などは合成界面活性剤です。もちろんこれ以外にもたくさんの合成界面活性剤があります。私たちの生活は、無意識のうちに合成界面活性剤に侵されているのです。

石けんを使っていい人、ダメな人

合成洗剤は原料が安いうえ、石けんよりも洗浄力が高く洗い上がりがいいとあって広く出回り、今では年間90万トン以上販売されていると言われています。

合成洗剤に含まれる合成界面活性剤は石けんと違い、水やお湯で洗い流しても皮膚に残ります。そして皮膚の細胞を壊しながら表皮から真皮へ、そして皮下組織へと入っていきます。皮下組織（39ページ・図3）からは血管系の中にも入り込み、全身を駆けめぐります。

このことから、アトピー性皮膚炎の人はもちろん、まだアトピー性皮膚炎になっていない健康な肌の人であっても、合成洗剤を使うのは好ましくありません。

そして、軽症以上のアトピー性皮膚炎の方は、石けんも使ってはいけません。私が石けんの使用を認めているのは、次のような患者さんです。

●アトピー性皮膚炎の症状が軽微な状態で、日常生活に支障がなく、薬物療法もしていないという人

●炎症はあるけれど、急性に悪化することは少なく、悪化したとしても持続はしないという人

第3章以降では石けんでの洗浄法や、スキンケア・メイクアップ法を紹介していますが、右の条件に当てはまる人のみ、おこなってください。くどいようですが、合成洗剤は一切使ってはいけません。

本来であれば、症状が軽微であっても石けんも避けたほうがよいのですが、おしゃれをしたい年頃の患者、とくに女性の方はそういってしまうと生活に多大な支障をきたし、ストレスで苦しんでしまうでしょう。そのため私は、皮膚内部に侵入せず、洗い流せば皮膚

に残らない石けんであれば使用は可能ということにしています。ただだし、一度試みて、万が一、症状が悪化することがあれば、ただちに石けんの使用を中止してください。

3年ほど前に、こんな症例がありました。30代の女性患者で、症状がかなり重かったため、合成洗剤と石けんの使用を一切禁止しました。彼女は合成洗剤を断つべく、あるリゾート地で約1年間、転地療法を試みました。

そして約1年後、私のクリニックを再受診した女性はひと言、「1年間、転地療法を行っていましたが、症状はまったく良くなりませんでした」と、不満げに私に訴えてきました。

私はその原因を探ろうと、1年間の生活についていろいろと話を聞くことにし、「髪はどれくらいの間隔で、どのように洗っていましたか?」と質問したところ、「先生に合成洗剤と石けんを使ってはダメといわれていたんですが、やはり髪だけはシャンプーで洗いたくて、毎日石けんシャンプーで洗っていました」との返事でした。ああ、これだと思い、私は界面活性剤の恐ろしさを再度伝え、以降、石けんも使用してはいけないということをこの女性に説明しました。

その日から約3ヵ月ほどでその女性は完全に回復、休職していた職場に無事、復帰できました。

軽症以上のアトピー性皮膚炎の人は、くれぐれも石けんを使用することのないように注意してください。

ところで、合成洗剤はシャンプーしか使用していないという人でも、頭皮や顔だけでなく、膝の裏など全く関係ないところに症状が出ることがあります。これは、合成界面活性剤が頭皮から吸収されて、血管系を伝って下半身にたどり着いたためと考えられます。

限界を超えると発症する

「私は毎日のようにお風呂に入って合成洗剤で体や髪を洗っているけど、今でもアトピー性皮膚炎にはなっていません。だから合成洗剤は関係ないのでは?」という人もいると思います。いや、現実にはそういう人のほうが圧倒的に多いので、合成洗剤とアトピー性皮膚炎がなかなか線で結ばれないのです。しかし、じつはそういう人でも、いつアトピー性皮膚炎を発症してしまうかわからないのです。

アトピー性皮膚炎は花粉症と同じように、今まで何ともなかった人が突然、発症する可能性があります。合成洗剤でくり返し体を洗っていると、皮膚本来のバリア機能が乱され、皮膚の局所免疫の限界に達して、免疫機構が破壊されてしまうのです。

私のクリニックにも「中高年になって急にアトピー性皮膚炎を発症した」と言って来院される方がとても多いのですが、これはまさに長い期間にわたって合成洗剤で体を洗いつづけた結果、皮膚の局所免疫の限界に達してしまったといえます。

この限界には個人差がありますが、今、合成洗剤で体を洗っている人の皮膚は、確実に免疫の限界に近づいていっていると考えてよいでしょう。

今日から洗うのをやめよう！

合成洗剤で体を洗うことは、現代人特有の習慣です。皮膚ばかりムキになって洗っていますが、体の中はどうでしょうか。

人間の体には１００兆個もの細菌が常在し、そのうち皮膚には約1兆個が生息していることはすでに述べました。つまり、残りの約99兆個は皮膚以外、おもに腸内など洗うことができない場所に生息しています。外界に触れているのは皮膚だけではありません。消化管の内部も外界に触れる部分です。しかも、一日3回あるいはそれ以上口から食べ物を受け入れています。どんな食物にも少なからず雑菌が生息していますが、だからといって食道や胃、腸を洗おうと考える人はいないでしょう。

また、気管にも常在菌はいますし、吸い込む空気にも雑菌やハウスダスト、ダニの死骸などが含まれています。しかし、器官の内部を洗うことはできませんし、免疫が働いてくれるわけですから、洗う必要もないのです。

皮膚も同じことです。また、皮膚にはターンオーバーというしくみもあります。細胞分裂が起こって、古くなった細胞は自然にはがれ落ち、皮膚は生まれ変わっていきます。それだけでも、皮膚は過不足ない清潔な状態に保たれているのです。

体のうち、皮膚だけは人間の意思によって洗うことができるため、ことさら必要でないにもかかわらず、合成洗剤で洗うという習慣がついてしまいました。この習慣こそが、皮膚の局所免疫を破壊し、アトピー性皮膚炎のまぎれもない原因になったのです。

よく、皮膚炎の原因の一つとして「皮膚を清潔にしていない」ということが挙げられます。この考え方自体は必ずしも間違っていないと思います。しかし、「本物の『清潔』とは何か」という認識がずれているために、現代人は清潔にすることでかえって皮膚炎に悩まされているのです。

くり返しますが、合成洗剤で皮膚を洗浄し、大事な皮脂膜とそれに含まれる分泌型IgAを洗い流してしまうことが、本当の意味での「清潔」とはいえません。

外界には確かにたくさんの細菌などが存在していますが、皮膚が皮脂膜におおわれ、そこに含まれる分泌型IgAがきちんと働いていれば、さほど恐れる必要はありません。

また、細菌のなかでも常在菌は体にとって有益なものもあります。健康な人体には無数の常在菌が生息しているのが正常な状態であって、これらを洗剤を使って一掃することは「清潔」ではありません。体と細菌がバランスを取って牽制しあい、人体にとって過不足ない「清潔さ」を保つ役割を果たしているのです。

第2章

薬ではアトピーが治らない理由

3軒目の医者が得をする？

私のクリニックには、10年、20年、ときには50年もアトピー性皮膚炎で悩んできたという患者さんが受診されます。いくつもの病院を転々と渡り歩いてきたという方も少なくありません。そのような患者さんにこれまでの治療法をたずね、皮膚の状態と照らし合わせると、「なぜ、そんな治療をしてきたのだろう？」と思うことがあります。

「3軒目の医者が得をする」という言葉があります。これは、1軒目の医者で診てもらったけれど思うようによくならず、その後、2軒目の医者を訪れて1軒目とは違う治療法を試みたがそれでもよくならず、そして3軒目に行った医者が「ああ、こんな治療していたらダメだよ。大変なことになる」と強く言ったりすると、患者は魔法にでもかかったかのようにその3軒目の医者だけを信じ込んでしまうことが多いからです。

実際は、3軒目にもなれば患者さんの症状や治療による反応が出そろうので、診断が容易になるというだけのことです。

しかし、アトピー性皮膚炎については、これは当てはまりません。近年、アトピー性皮膚炎の治療はステロイド（副腎皮質ホルモン）の軟膏が主流です。私はアトピー性皮膚炎で初めて治療を受けるという患者さんにはステロイドを決して処方しませんが、他の病院でステロイド治療を受け、リバウンドなどの離脱症状（67ページ参照）を起こしているときには、使用法、使用量を詳細に説明したうえで処方しています。

私は、大学で100例を超える副腎疾患の手術をしてきたので、副腎皮質ホルモンであるステロイドの恐ろしさを熟知しています。そして、ステロイドは医師のさじ加減が大変重要であることもよく知っています。使い方を誤れば、患者さんはステロイドが手放せなくなってしまい、ついにはより強いステロイド軟膏を塗らないと症状が治まらない「ステロイド依存症」になってしまうのです。

「なぜ、そんな治療をしてきたのだろう？」と私が思うのは、たいがいステロイド漬けになってしまった皮膚を診たときです。

ステロイド依存症になってしまった患者さんは、医師から詳しい説明もされずにステロイドをただ処方されたケースが多いのです。「アトピー性皮膚炎＝ステロイド軟膏で症状が一時的によくなる」というマニュアルしか頭になく、それをそのまま患者に受け売りしている医師が多いことが問題です。アトピー性皮膚炎にあまり詳しくない医師がとりあえずの治療をした、というのが本当のところでしょう。

その背景として、日本皮膚科学会が出しているアトピー性皮膚炎の治療ガイドラインでは、患者さんにステロイドを投与することが基本的条件とされているということがあります。ガイドラインには、治療の「ゴール」として、「症状がないか、あってもわずかで、日常生活がこの病気で煩《わずら》わされないこと。さらに、わずかな症状が続いたり急激な悪化が起きたりしても、長引くことがない」というように書かれています。

しかしながら、多くの患者さんが本当に治る治療を求めている現実は、ステロイドだけでは、アトピー性皮膚炎特有のかゆみを抑えることはおろか、決められたゴールに達することは困難であることを如実に示しているのです。

アトピーを治す病院は儲からない

「アトピー性皮膚炎を治す病院は儲からない」というのが私の実感です。私のクリニックには毎日、日本全国からおよそ50人のアトピー性皮膚炎の患者さんが来院されます。

それでも、私のクリニックはアトピー性皮膚炎の患者さんだけでは経営を成り立たせるのがむずかしい状態です。なぜなら、私の治療法がステロイドをほとんど使わず、「洗わない」という方針だからです。かゆみ止め軟膏や保湿軟膏など必要最低限の薬しか処方しないので、1回の診療代がほかの病院より安価で済んでしまうのです。

また、私はその治療法で患者さんを完治させてしまいます。完治した患者さんは、もう私のクリニックに来る必要はありません。もちろん完治した患者さんの話を聞いて来院される方も多いので（医師として本当にありがたいことです）、新規の患者数は増加してきていますが、それとほぼ同じ人数の患者が完治していくので、結局、患者さんの数は増えないのです。

しかし、「長年にわたって悩み、苦しんできました」と訴えて来院された患者さんが、私の治療で完治し、「もうこれで病院通いから解放されました」という声を聞くことは最大の喜びです。

さて、ここまで読んでこられても、「本当に合成洗剤を使わないだけでアトピー性皮膚炎は治るのだろうか？」と、半信半疑の方もいるでしょう。しかし、実際に私のクリニックに来られた患者さんたちのほとんどが、この治療法で完治しているのです。

私は、２００４年の４～８月にクリニックを訪れたアトピー性皮膚炎の患者さん６５１名について、年齢、重症度、治療日数などのデータを集計しました。図６（56ページ）を

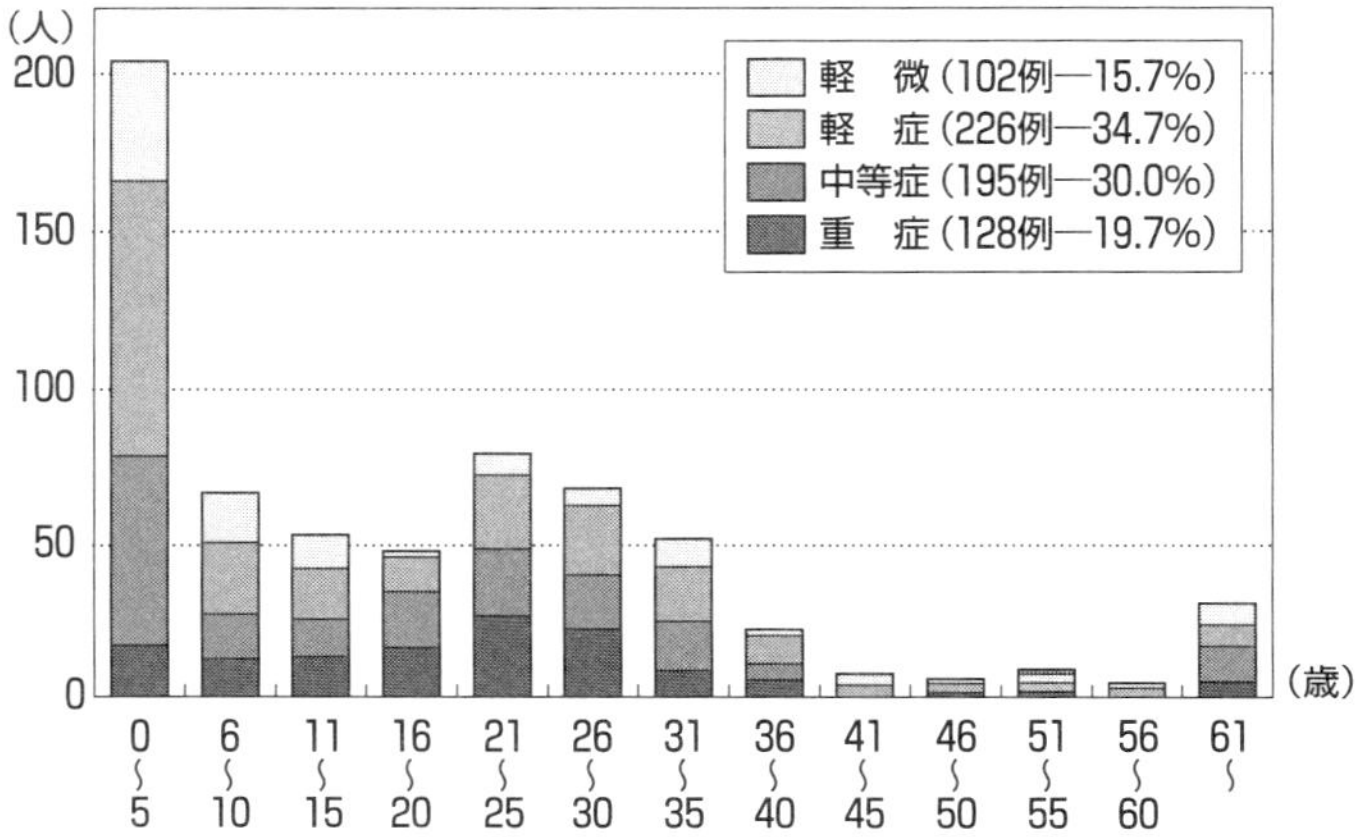

図６　アトピー性皮膚炎の患者数の分布

見てください。これは、６５１人の世代別患者数です。症状の重症度の内訳は、軽微の人は１０２人、軽症が２２６人、中等症が１９５人、重症が１２８人でした。また男女比は世代別のばらつきはあるものの、全体の人数ではほぼ１：１でした。

　グラフを見れば一目瞭然ですが、０〜５歳のいわゆる乳幼児の患者数が群を抜いています。これは今まで何度も述べているように、産湯に合成洗剤を入れて胎脂を洗い流してしまうことが関係していると考えられます。また、乳幼児は皮膚の局所免疫機構が未発達なために、外界の異物、刺激に対して反応しやすいことも、患者数が多い原因でしょう。

　乳幼児に続いて多いのが、21〜30歳です。

この世代の特徴として、男性よりも女性の患者さんが多いことが挙げられます。その理由は、毎日クレンジング剤や洗顔料を使用していたり、毎晩シャンプーをするなど、合成洗剤にさらされる機会がどの世代の男女よりも多いことだと推測できます。

そして注目すべきは、高齢になってからアトピー性皮膚炎を発症する方が後を絶ちません。この世代は、若いときに高度経済成長時代を迎え、合成洗剤の洗礼を受けています。合成洗剤を使い続けた結果、皮膚の局所免疫の限界に達し、免疫機構が破壊されてしまったと考えられます。

また、加齢とともに皮脂分泌は減少し、皮膚が乾燥してくるため、合成洗剤で皮脂膜がはがれやすくなっていることも、ひとつの理由だと思われます。

ステロイド剤なしでも「洗わない」で治る

先に述べた、私のクリニックを訪れた６５１名の患者さんには、次のような治療をおこないました。

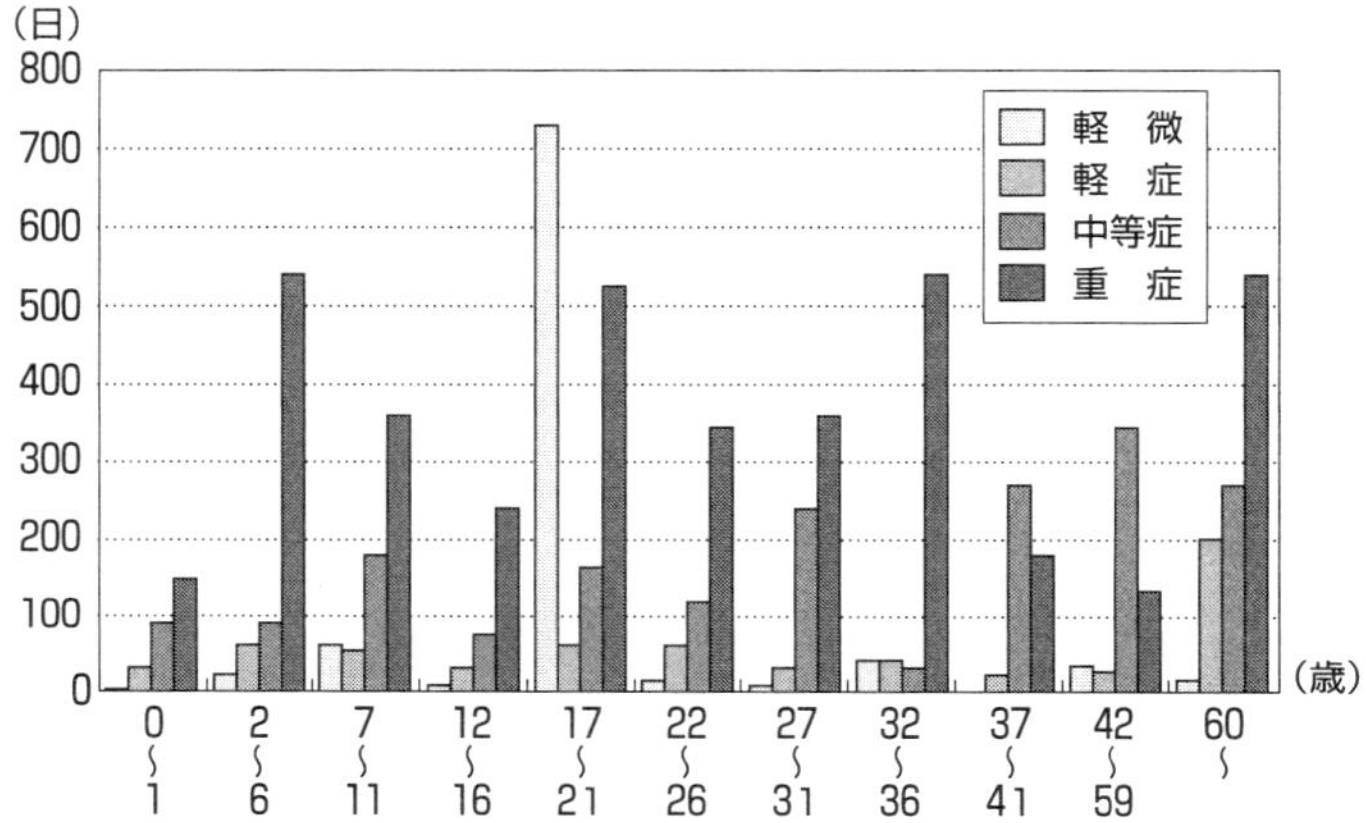

図7　アトピー性皮膚炎の重症度別・治療日数

すべて中央値で示した

まず、いかなる洗剤（天然素材の石けんを含む）についても、その使用をやめてもらい、患者さんの症状に応じて、親水ワセリンと尿素を混合した保湿軟膏、抗ヒスタミン剤、抗アレルギー剤を投与しました。どの患者さんにも、ステロイドはほとんど使用しませんでした。

ただし、他の病院でステロイドを投与されていた患者さんに対しては、離脱症状を考慮し、わずかにステロイドを含有した自家製の軟膏を投与した場合もあります。

図7をご覧ください。これは、６５１人の患者さんが最終的に治癒と判断される状態になるまでに要した日数を年齢別に示したグラフです。ここでの「治癒と判断され

る状態」というのは日本皮膚科学会によるアトピー性皮膚炎治療ガイドラインで治療の目標とされている、「症状はない、あるいはあっても軽微であり、日常生活に支障がなく、薬物療法もあまり必要としない」状態を指しています。

グラフからわかるように、どの世代においても重症のアトピー性皮膚炎では600日以内、中等症では400日以内で治癒しています。さらに軽症や軽微の患者さんにいたっては、各年代ともに100日以内で治癒しています。ただし、17〜21歳で症状が軽微なのにもかかわらず治療日数を700日以上も要したのは、症状が改善されるとすぐに洗剤を使い始めてしまい、再発を何度もくり返した患者さんが多かったためです。

この世代は、男女ともにおしゃれをしたい年頃です。世間で「清潔」といわれる状態を保つために、シャンプーやボディーソープなどの合成洗剤を使いたくなる気持ちもわからないでもありません。しかし、合成洗剤を使うと、軽微な人でも再発してしまいます。とくに、軽微な患者さんは症状もあまり深刻でなく、「すぐ治る」という意識が強いせいか、重症の患者さんよりも徹底した「洗わない」が守られにくいのです。

このように、ステロイドを使わずに、保湿軟膏、抗アレルギー剤や抗ヒスタミン剤で治療するだけでも、合成洗剤や石けんを使わなければ間違いなくアトピー性皮膚炎は治ります。いま述べたように、私のクリニックでは重症の患者さんでも1年半程度で治癒しています。年単位となると、とても長い闘いだと思われるかもしれません。しかし、長年、苦しんできた皮膚のかゆみやかき傷との闘いを考えれば、むしろ早い回復期間ではないでしょうか。

アトピー性皮膚炎は決して不治の病ではないのです。

再発防止には「治っても洗わない」

3年前、60代の男性が来院されました。「数年前から原因不明の皮膚炎に悩まされています。湿疹とかゆみがひどいのです。若い頃は肌も強くて、こんなことは全くなかったのに……」ととてもつらそうでした。

この男性は、それまで近所の皮膚科で塗り薬をもらっていたそうです。薬を塗っていると症状が良くなったので、ずっと使い続けていたが、だんだん効かなくなってきたとのことでした。

話を聞いて、この薬は紛れもなくステロイド軟膏だということがわかりました。今では薬は効かなくなり、症状は悪化するばかりという状態でした。「夏は汗をかく場所に湿疹ができ、寒くなると肌がいっそうかさかさしてかゆみがひどく、汁が出ることもあります。仕事をしていても、かゆみに悩まされて集中できません。食欲もなくなり体も倒れそうにだるいのです」と涙ながらに訴えておられました。アトピーにいい病院があると知人に紹介され、藁《わら》にもすがる思いで私のクリニックにやって来られたそうです。

問診のあと、血液検査をしたところ、血液中の総IgE値が基準値の10倍程度で、アレルギー体質であることがわかりました。私はすぐに、親水ワセリンと尿素を混ぜた保湿軟膏と抗アレルギー剤、抗ヒスタミン剤を処方し、今後一切、合成洗剤も石けんも使わないように指導しました。

定期的に通院してもらい、1年ほどで完治したのですが、また数ヵ月後のあるとき、再発してしまったということで来院してきたのです。血液検査の結果と皮膚の状態を見て私はこうたずねました。「もしかすると、また合成洗剤や石けんを使って洗っていませんでしたか?」「はい。症状が出ているときは使っていませんでしたが、もうすっかり良くなったから使っていいのかと思い、毎日、合成洗剤で洗っていました」

この男性のように、「合成洗剤はアトピーの症状が出ているときだけ使わないようにすれば大丈夫」と思っている患者さんは非常に多いのです。しかし、合成洗剤を使えばまた皮膚をおおっている皮脂膜が洗い流されてしまいますから、アトピー性皮膚炎は再発してしまいます。合成洗剤を使っていては、完治しないのです。

私は男性に、発症していないときでも合成洗剤を使用するのをやめるように指導し、抗アレルギー剤と保湿軟膏を処方したところ、2週間ほどで快方に向かいました。その後、発疹は起きていないということです。

「洗わない」の実践方法

では、「洗わない」治療法とは具体的にどういうものなのかについて説明しましょう。

大前提は「合成洗剤を使わない」ということですが、これはなかなか徹底できないようです。というのも、合成洗剤は今の時代、日常生活にかかわるあらゆる製品に配合されているからです。私のアトピー性皮膚炎の治療では、軽症以上の症状が出ている患者さんには、合成洗剤や石けんの使用を一切やめていただいています。

ちなみに、もっとも症状の軽い軽微の患者さんには、石けんなら使用を許可しています。石けんや化粧品などとの付き合い方については第3章以降で詳しくお話しします。

合成洗剤を使わない治療に話を戻しましょう。軽症以上の治療法はこうです。

まず、家庭では合成洗剤（洗濯用洗剤、シャンプー、リンス、ボディーソープなど）や石けんを使わないこと。天然素材の石けんでも使ってはいけません。身体も髪もお湯洗いのみにしてください。入浴は、あまり熱くないお湯で（お湯の温度が高いと血行が促進され、かゆみが出ます）短時間で済ませること。さらに入浴後はできるだけ早く、保湿軟膏をたっぷり塗ること。こういったことを徹底してもらいます。合成洗剤や石けんを使わないことだけでなく、保湿軟膏の塗布も重要であることを覚えておいてください。

私の薬の処方はシンプルです。かならず処方するのが、親水ワセリンと尿素を混合した保湿軟膏です。あとは患者さんの症状に応じて、かゆみを抑える抗アレルギー剤と抗ヒスタミン剤、黄色ブドウ球菌への感染が見られる場合には抗生物質の飲み薬を処方します。ステロイドや免疫抑制剤は一切使いません。

私のクリニックから遠い場所に住んでいるという方でも、この「洗わない」治療法なら自宅で実践できるので、心がけ次第でアトピー性皮膚炎から抜け出すことができます。アトピー性皮膚炎の安全で効果のある治療は、決してお金や時間のかかるものではないのです。

典型的な治癒例を紹介しましょう。

10年ほど前、2歳の女の子が全身の湿疹とかゆみのため来院しました。皮膚の状態から、私は彼女をアトピー性皮膚炎と診断し、いつも通り合成洗剤の使用を中止させ、親水ワセリンと尿素の混合軟膏を処方しました。幸いステロイド依存もなく軽症であったため、数週間ほどで皮膚の状態はすっかり良くなりました。

しかし半年ほど経ったある日、再び全身に湿疹ができたということで来院してきたのです。その間のことをお母さんに聞いてみました。「最初の湿疹がおさまったすぐ後に、私の国に里帰りしました。そのときも、まったく症状は出ず、元気でした。でも、日本に帰ってきてからまた悪化してしまったのです」との返事が返ってきました。ちなみに、このお母さんは東南アジア出身です。

さらに、里帰り期間を含め、その半年間の生活の状況をたずねてみました。すると「私の実家にはお風呂がないんです。シャワーもほとんど使えませんでした。だから、帰国してから石けんで体をよく洗いました」とのことでした。

現在の日本では、お風呂もシャワーもない生活はとても考えられません。東南アジア出身のお母さんもその日本の習慣になれていて、里帰り中にお風呂に入れなかったことが不快だったのでしょう。日本に帰るとすぐに、自分だけでなく、娘さんの身体も石けんを使って丹念に洗ってしまったのだそうです。それから程なくして、女の子はアトピー性皮膚炎を再発させてしまったのです。

私は、再び親水ワセリンと尿素の混合軟膏、そして、抗アレルギー薬と抗ヒスタミン薬を処方し、お母さんには娘さんの身体を石けんで洗うことを一切やめるように指導しました。すると、みるみるうちによくなり、2週間後には症状が治まりました。

このように「洗わない」だけでアトピー性皮膚炎は治るのに、現在の医療機関では前述のとおり、ステロイドに依存した治療が主流となっています。

次にステロイドやプロトピックの特性について説明しましょう。

ステロイド治療のはじまり

世界で初めてステロイドを処方したのは、原因不明の皮膚炎を「アトピー性皮膚炎」と命名したアメリカのサルツバーガー博士です。1952年のことでした。

サルツバーガー博士は、なかなか治らない「つかみどころのない」皮膚炎の治療に、さまざまな薬を使っていました。そのなかで、それまでにない劇的な効果を上げたのがステロイドでした。

そして、サルツバーガー博士がステロイド治療について発表したことをきっかけに、世界中でステロイドが使われるようになりました。しかし、当時、劇的な効果があるということで使用されたものの、どうしてアトピー性皮膚炎に効果を発揮するのか、またその副作用についてもわかっていませんでした。

アトピー性皮膚炎の患者にやみくもにステロイド治療をしてきた歴史の中で、使いすぎるとステロイド依存になることや、副作用があることが徐々にわかってきたのです。

ステロイドというのは副腎皮質ホルモンのことで、アトピー性皮膚炎の治療に用いられるのは、人工的に合成したステロイドです。副腎は左右の腎臓の上にある小さい器官で、副腎皮質ホルモンはその表面の部分（皮質）で産生されます。

副腎皮質ホルモンは、糖、脂質、電解質やタンパク質の代謝に関わるなど、人の体に欠かせない重要なはたらきをしていますが、そのほかに炎症を抑える作用と免疫に関わるはたらきを抑制する作用を持つことから、アトピー性皮膚炎の治療にも使われるようになったのです。

副腎皮質ホルモンは、私たちの体で絶えず作られています。しかし、ステロイドを長期間使用していると副腎皮質の機能が低下して、副腎皮質ホルモンが作られにくくなってしまいます。そのため、ステロイドの使用を急にやめると体内の副腎皮質ホルモンが一時的に不足してしまい、悪寒やむくみが出たり、今まで抑えられていた皮膚の症状が悪化するなどの離脱症状が起こってきます。また、皮膚が薄くなったり厚くなったりするほか、色素沈着も起こります。

プロトピックとは？

ステロイドと並んでアトピー性皮膚炎の治療に使われているのが、プロトピック（一般名：タクロリムス）です。プロトピックは、いわゆる免疫抑制剤です。もともとは臓器移植の際に起こる拒絶反応を抑える目的で使用されていました。それを、アトピー性皮膚炎の治療にも使えるように開発したのです。ステロイドでは効果が不十分な場合などに使われています。

プロトピックは、アトピー性皮膚炎の発症に関わっているT細胞という免疫細胞のはたらきを強力に抑制することで症状を抑えます。しかし、免疫のはたらきを抑えてアトピー性皮膚炎を治すという考え方に同意できないため、私は使用経験がありませんし、保管もしていません。

苦しいプロトピック依存症

ある20代の男性は、受診時にはかなり重症化したアトピー性皮膚炎でした。発症したのは、高校を卒業したころとのことでした。症状は全身にあらわれていたので、すぐに近所の大学病院に行き、そこで処方されたステロイド錠剤とステロイド軟膏で数週間後には症状が改善されたそうです。しかし、根本的に改善されることはなく、症状が良くなったり悪くなったりをくり返しながら、2〜3年間、ステロイドの錠剤と軟膏を使い続けました。

そして案の定、徐々にステロイドが効かなくなり、男性はとても不安を感じるようになりました。ステロイドの長期使用はリスクがあるという情報を知ったこともあり、「このまま通院し続けていると膨大なお金と時間がかかることも気になった」と言っていました。そして、脱ステロイドを目指して病院を転々とし、最後に私のクリニックを受診したのです。

私が診察したときは、とてもひどい状態でした。詳しく話を聞いてみると、「こんな状態になってしまい、医者が信じられなくなって、最初は自己流で脱ステロイドを試してみたんです。でも、さらにひどい状態になり、結局、入院治療することになってしまいました」と、すっかり落胆していました。入院した病院ではステロイドに代わる有効な新薬としてプロトピック軟膏を処方され、それを顔や首にも塗っていたようです。

プロトピックは、ステロイドなどの既存療法では効果が不十分、または副作用でステロイドが使えない場合のアトピー性皮膚炎にも用いられています。この男性の場合はステロイドの離脱症状がひどかったので、後者の理由で処方されたのでしょう。

そして男性は、気がつけばステロイドとプロトピック両方の依存症になっていました。「僕は男だからなんとかなるけど、もし女性だったらこの顔で人前を歩けないと思う。最悪の事態を考えていたかもしれない」と、男性は言っていました。アトピー性皮膚炎は、人をそれほどまでに精神的にも追いつめてしまうものなのです。

私は彼にこう言いました。「とにかく、まずは私が処方する薬と軟膏を言われたとおりに使用すること。そして、合成洗剤や石けんを使うのを一切やめてください」。男性は、私が強い薬を処方しない代わりに石けんを使用するなと言ったことに驚いた様子でした。

その後、毎日通院するようになりましたが、最初は戸惑い、「本当に髪も身体もお湯で洗うだけなんですか？　身体の垢やニオイが気にならないんですか？」と、私にいろいろと質問をしてきました。年頃の男性ですから、これは仕方のないことです。

しかし、数日後には、「なんだか石けんを使わないと、皮膚がしっとりした感じがしますね。髪も、最初は少しごわごわしたけど、続けているうちに柔らかくサラサラした髪質になってきた気がします。面倒くさがり屋の僕には楽ちんだし、一石二鳥です」と言うまでに明るく前向きになっていました。

実際、石けんがしみて皮膚に刺激を与えることもなくなり、乾燥していた皮膚にも皮脂が残されるようになったので、徐々に治療の効果が出てきたことも、気持ちが前向きになった要因だと思います。

しかし、この男性は回復には時間がかかりました。理由の一つは、ステロイドとプロトピックの両方の依存があったため、離脱症状も深刻だったことです。長期間依存していても、人によっては治療がスムーズに運ぶ場合もあるのですが、この男性の場合はステロイドとプロトピックによって皮膚が薄く弱くなっていたので、ちょっとしたことで皮膚に傷がついたり炎症が起きたりしてしまい、そこから皮膚が剥がれたり、細菌感染したりといったことをくり返したのです。

そしてもう一つの理由は、自宅での保湿軟膏の使い方にありました。男性は女性と違って、体にクリームを塗り込むという習慣がありません。この男性も、軟膏を身体全体に塗ることを習慣化するのをとても面倒くさがったのです。

しかも、通常の人ならささっと塗るくらいで済むでしょうが、アトピー性皮膚炎の患者は親水ワセリンと尿素を混合した保湿軟膏を皮膚にたっぷり塗る必要があります。傷口がある場合などには、まるで「軟膏という培養液に浸らせてそのなかで新しい皮膚を再生させる」というくらい、たっぷり塗る必要があるのです。それを守って真面目に塗っていると、普通の人の何倍もの量の保湿軟膏と時間を要します。

私が最初にその塗り方を指導したとき、男性は、「それを毎日やるんですか？　冗談でしょう」などと言っていました。そして、面倒なのと手間がかかることから、あまり徹底せず適当に塗っていたようです。しかし、なかなか症状が回復しないので、私は励ましながら再度、塗り方を徹底するように言いました。

　真面目に保湿するようになってからは急速に回復の兆しを見せ、全身をおおっていたアトピー性皮膚炎の症状も数ヵ月後には見違えるように良くなり、乾燥したときに軽く保湿軟膏を塗るだけで生活できるまでになったのです。この期間はおよそ2年でした。

　この2年を長いと取るか短いと取るかは人それぞれですが、長い間、悩まされてきた重症患者でも、強い薬を使わずに、２年で完治することができるということをわかっていただけたと思います。

第3章

合成洗剤なしの生活で子どものアトピーを治す

第2章でお話ししたように、アトピー性皮膚炎の患者さんでもっとも多いのは乳幼児です。アトピー性皮膚炎の子どもを持つお母さんたちは、食事や部屋の清潔さに気を配るなど、意識の高い方も多いのですが、残念ながら合成洗剤については意識せずに使用している人がほとんどです。清潔さを心がけるあまり、必要以上に合成洗剤を使ってしまっているようにも見えます。

しかし、それは逆効果で、石けんや合成洗剤のない生活を送ることこそが、アトピー性皮膚炎から自分の子どもを救い出す道だということをぜひ知ってほしいのです。

そこで、この章では合成洗剤を使わずに生活する方法をご紹介します。皮脂の分泌が少なく、異物の侵入を防ぐ皮膚の機能が大人よりも弱い子どもを合成洗剤の脅威から守るには、家事をする大人が合成洗剤を使わないよう気をつけなければいけません。

もちろん、ここでご紹介する方法は大人のアトピー性皮膚炎にも有効ですので、アトピー性皮膚炎に悩むすべての方に実践していただきたいことでもあります。合成洗剤なしの生活に変えるだけで、アトピー性皮膚炎のつらいかゆみや皮膚の炎症がおさまっていくことが実感できると思います。

治療の鍵は自宅でのスキンケア

ステロイドやプロトピックを使わず、「合成洗剤で洗わない」だけの治療において、もっとも重要な役割を果たしているのがスキンケアです。

スキンケアというと「化粧品を肌につける」ことを思い浮かべるかもしれませんが、ここでいうスキンケアとは、「アトピー性皮膚炎に侵された皮膚を健康な状態に回復、保持するために皮脂膜の代わりになるものを塗る」ことだと理解してください。ですから、アトピー性皮膚炎の子どもにとってもスキンケアは重要なのです。

軽微のアトピー性皮膚炎なら、合成洗剤の使用をやめ、このスキンケアを行うだけで治ります。また、抗アレルギー剤や抗ヒスタミン剤を服用する必要がないだけに、スキンケアはきわめて重要です。

私のクリニックでは、入浴後につける保湿剤として、親水ワセリンと尿素の混合軟膏、アズノール軟膏、プロペト（白色ワセリン）を処方しています。これらの保湿剤には、皮膚の表面にバリアを作って水分の蒸発を防ぐ作用や、皮膚の角質細胞の間にある水分を保持するはたらきがあります。いずれも、お子さんの皮膚にやさしく、たっぷりと塗ってあげてください。

COLUMN コラム

食事療法に効果はある？

乳幼児のアトピー性皮膚炎の治療法として、食事療法（除去食）を推奨する医師や医療本が少なくありません。

確かに除去食というものは、「皮膚炎を症状として出さない」という意味では効果があらわれるときもあると思います。乳幼児は消化機能が未熟ですから、大人に比べてアレルゲンとなる食物（タンパク質）が血液中に入りやすいといえます。そのため、食べ物の拒否反応が出やすいのです。しかし私は、アトピー性皮膚炎の治療に厳しい食事療法をする必要はないと思っています。

近年、アトピー性皮膚炎の治療法としての除去食が引き起こす問題が浮き彫りになってきました。

十数年ほど前まで、除去食は特に乳幼児、３歳頃までの子どもにとっては、アトピー性皮膚炎の治療に有効な手段だと言われてきました。しかし、１９９５年に日本アレルギー学会で発表された「成長障害」の報告でこの考え方が根本から改められることとなります。この報告によれば、「アトピー性皮膚炎に対する厳格な食事療法が子どもに成長障害を引き起こしている」というのです。

アレルギーを引き起こす食物が米や小麦、大豆、卵、牛乳など食事の中心となるようなものだと避けて通るのは至難の業ですし、ほかの食物で補おうにも摂取できる量には限度があります。さらに必須アミノ酸、必須脂肪酸を補給することがとても難しくなってきます。

母親としては自分の子どもが湿疹やかゆみでつらい思いをするのを見ていられず、藁にもすがる思いで聞きかじりの知識で除去食をしている場合も少なくないようです。しかし、自己流の食事制限はもっと危険です。

自己流の除去食は、成長期の子どもの体に必要な栄養素が行き渡らなくなる危険性があるだけでなく、大切な味覚の発達にも影響しますし、楽しい給食の時間に自分だけ食べられない、みんなと違うということでコンプレックスや疎外感を味わうかもしれません。それ以上に、偏った食生活ではアトピー性皮膚炎を根本的に治すことはできないのです。

合成洗剤を使わない入浴法が皮膚を守る

入浴はアトピー性皮膚炎の治癒に重要な役割を果たしています。正常な皮膚組織は、ターンオーバーによって約1ヵ月のサイクルでたえず生まれ変わっていますから、入浴して皮膚の新陳代謝をうながすのは良いことです。また、入浴後の皮膚は、保湿剤がなじみやすい状態になります。

いうまでもないことですが、入浴の際、アトピーのお子さんには石けんや合成洗剤、入浴剤を一切使わないようにしてください。体のほとんどの汚れは、洗剤を使用しなくても十分落とせます。

先日、タレントのタモリさんが、若々しい肌を維持している秘訣として「体を洗わない入浴法」をしていることが話題になりましたが、女優さんやモデルさんなど、美しい肌を保っている人にこの「洗わない入浴」をしている人がじつは意外と多いようです。もちろん、私も実践しています。

「洗わない入浴」で気をつけたいことは、お湯の温度です。熱めのお湯は肌を刺激するうえ、血行を促進してかゆみをもたらすので避けるようにしてください。理想的な温度は体

+++ 皮膚を守る入浴のしかた +++

● 38〜40℃のお湯に5〜10分つかります

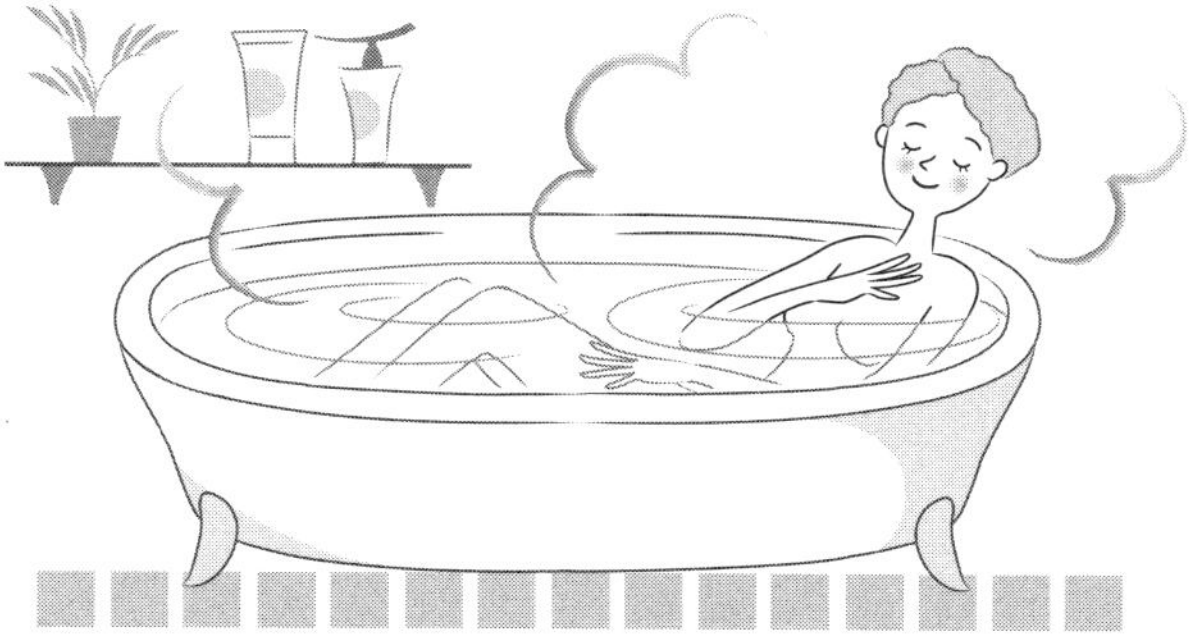

● 体を洗うときは、手や柔らかいガーゼでやさしくなでましょう

● 入浴後はタオルで軽く押さえるように水分を拭き取ります

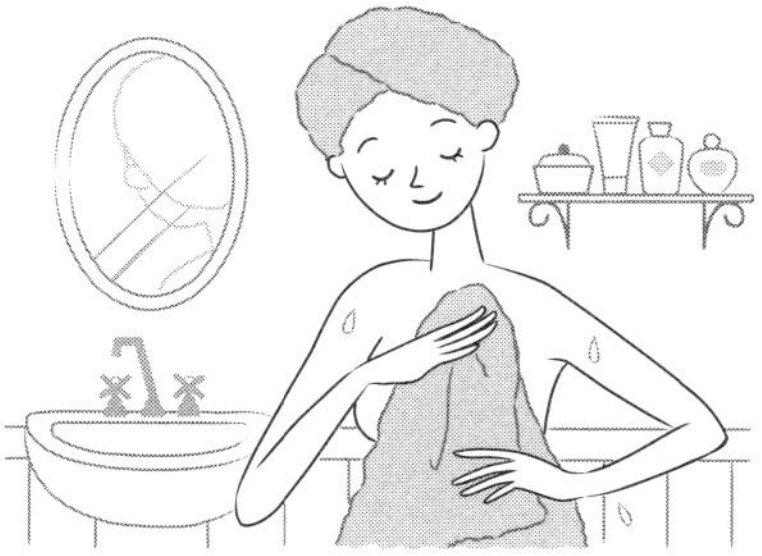

● その後すぐに、親水ワセリンなどの保湿剤をたっぷり塗ります

温よりやや高めの38～40度です。５～10分お湯につかったあとなら、手か柔らかいガーゼで体をやさしくなでるだけで、皮脂と垢を十分落とすことができます。

入浴後は皮膚についた水分が蒸発するとともに皮膚の水分も奪われ、乾燥しやすいので、すぐにタオルで余分な水分を拭き取ってください。こするのではなく、トントンとたたくような要領でやさしく拭き取りましょう。

その後、すぐに保湿剤を体に塗ります。「これを怠るくらいなら入浴しないほうがよい」というほど、入浴後の保湿は重要です。アトピー性皮膚炎患者の皮膚は皮脂膜がない状態になっているため、保湿剤が皮脂膜の代わりになるのです。皮膚が乾燥してからでは、人工の皮脂膜は定着しにくいため、まだ皮膚に水分が残っている入浴直後の時間を逃してはいけません。

また、子どもは新陳代謝が活発で汗をかきやすいので、できるだけこまめにシャワーを浴びさせて、汗を流しましょう。汗が乾くと皮膚表面の塩分濃度が高くなり、かゆみや炎症を引き起こすこともあります。汗をかいても乾く前に洗い流す、拭き取るということを心がけてください。

シャンプーはアトピー性皮膚炎を悪化させる

一般的なシャンプーやリンス、コンディショナーには合成界面活性剤が26～27％配合されており、台所用合成洗剤と同じくらいの高い配合率です。しかも、頭皮は合成界面活性剤の吸収率が高いうえ、髪を洗う際などに爪で傷がつきやすいため、合成界面活性剤が皮膚の内部に侵入しやすい部位です。

つまり、シャンプーは、アトピー性皮膚炎の症状に一番影響が出やすい合成洗剤といえます。

軽症以上のお子さんには、合成界面活性剤の配合されたシャンプーやコンディショナーは絶対に使わないようにしてください。また、スタイリング剤もすすめられません。

髪を洗うときはお湯で洗い流すだけにしてください。洗う前に髪をやさしくブラッシングしておくと、汚れが落ちやすくなります。その後、38～40度のお湯で頭皮と髪を十分に湿らせてから、頭皮は指でやさしくマッサージするように、髪は手ぐしでやさしくほぐすように洗います。

お湯での洗髪は、最初の数日間は髪がごわついたり、頭皮がかゆく感じることがありま

+++ シャンプーを使わない 髪の洗い方 +++

① 髪をやさしくブラッシングします

② 38～40℃のお湯で、髪と頭皮を充分に湿らせましょう

③ 髪は手ぐしでほぐすようにして洗い、頭皮は指の腹を使ってやさしくマッサージするように洗います

④ お湯で洗い流します

⑤ タオルでやさしく水分を拭き取ります。できるだけ入念におこないましょう。ドライヤーを使うと髪も頭皮も乾燥するので、水分を拭き取ったら自然乾燥させます

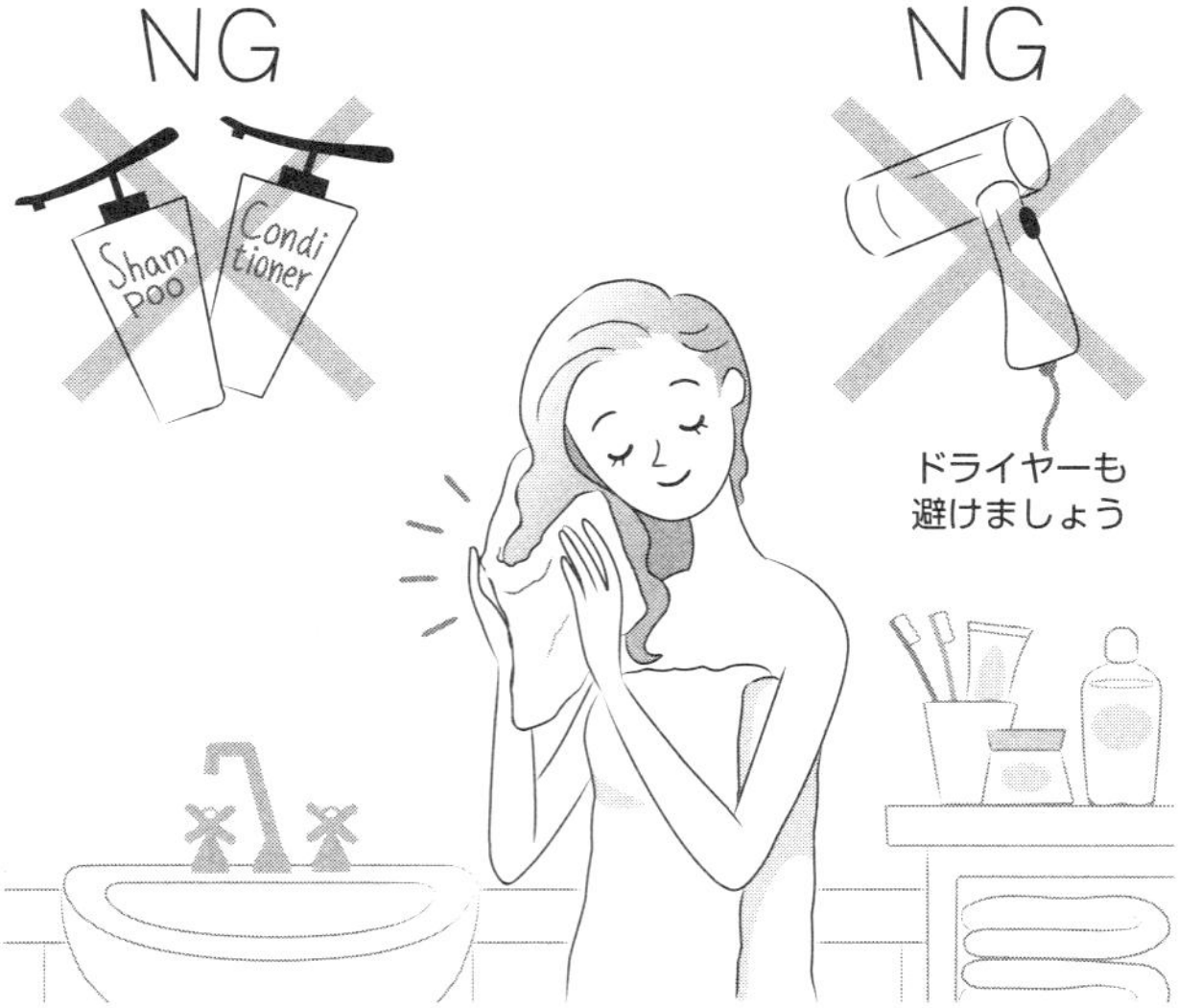
NG
Sham Poo
Condi tioner
NG
ドライヤーも
避けましょう

す。これは、今まで合成洗剤を使用し続けたために頭皮の皮脂膜がはがされ、保湿機能が失われて乾燥しているからです。お湯だけの洗髪法を続けていくうちに、頭皮は皮脂を出せるようになり、髪もしっとりして気にならなくなるはずです。

また、ドライヤーは髪だけでなく頭皮も乾燥させるので使わず、タオルで入念に水分を拭き取りましょう。あとは自然乾燥させてください。

症状が軽微なら石けんシャンプーを使ってもよい

お子さんが軽微なアトピー性皮膚炎であれば、合成界面活性剤の入っていない石けんシャンプーを使用してもいいでしょう。しかし、症状が悪化したときは直ちに使用をやめてください。

石けんシャンプーという名称でも、じつは天然系の合成界面活性剤を使っているものも少なくありません。たとえば、「アミノ酸石けん」や「アミノ酸石けんシャンプー」は、アミノ酸から合成した天然系合成界面活性剤が含まれている場合が多いのです。成分表示を確かめてから購入してください。

また、コンディショナーやリンスは、アルカリ性の石けんシャンプーを中和させるために、クエン酸などを使用した酸性のものを使いましょう。ドライヤーを避けたほうがよいのは、症状が軽微なお子さんでも同じことです。

歯みがき剤にも界面活性剤は入っている

合成界面活性剤の配合率がもっとも高いのは洗濯用洗剤で、およそ40％といわれています。ついでシャンプー、台所用洗剤が26～27％程度と続きますが（坂下栄著『合成洗剤恐怖の生体実験』より）、歯みがき剤にも2～4％ほどの合成界面活性剤が含まれています。

合成界面活性剤の配合率だけを見れば歯みがき剤は低いのですが、口のなかは皮脂膜におおわれていないので、吸収率は非常に高いと考えられます。また、歯みがきは毎日2～3回行いますから、無視することのできない量の合成界面活性剤が体内に取り込まれている可能性があります。

近年、若い世代を中心に味覚障害が問題視されていますが、これは歯みがき剤に含まれ

+++ 洗剤の合成界面活性剤の配合率 +++

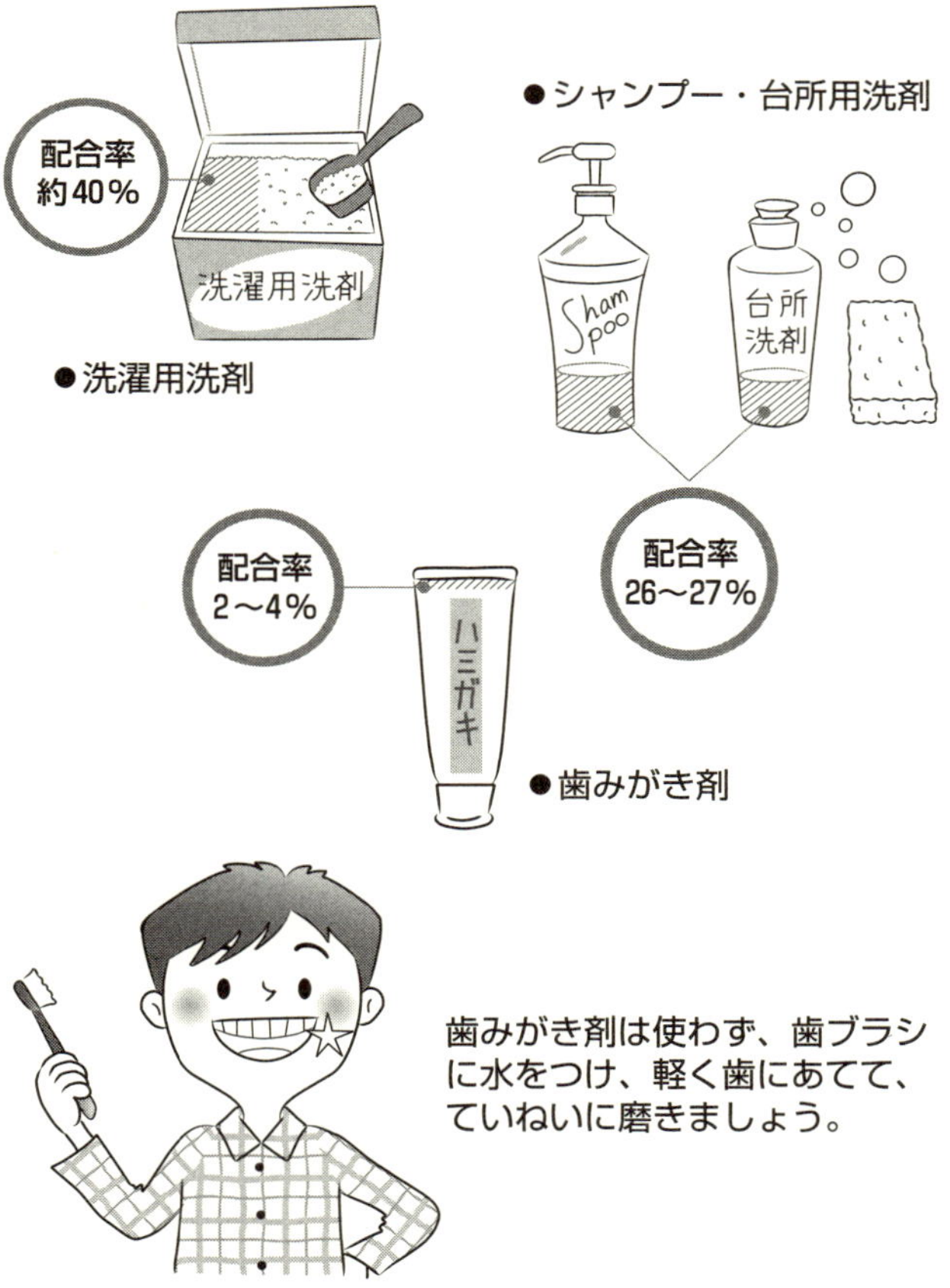

る合成界面活性剤が、舌表面にある舌乳頭の細胞を変性させてしまっているからだという説もあるほどです。

実際のところ、歯みがきの効果は歯みがき剤を用いても用いなくてもあまり変わりません。ですから、お子さんにはできるだけ早い時期から、「歯みがき剤を使わない歯みがき」をさせましょう。歯ブラシに水をつけ、軽く歯や歯間、歯茎に当てて、ていねいに磨けば十分です。大人もそれでいいのですが、歯周病や歯槽膿漏が気になるという方は、少量の塩を指につけて歯茎をマッサージするようになじませれば、歯茎の引き締め、殺菌効果が期待できます。

洗濯にも合成洗剤を使わない

洗濯に関しても、やはり合成洗剤の使用は禁物です。入浴や歯みがきなどで合成洗剤を使わない生活を実践していても、洗濯で合成洗剤を使ってしまったのでは意味がないのです。もちろん、柔軟剤も使用してはいけません。柔軟剤はそのほとんどが合成界面活性剤と香料でできているからです。

どんなにきれいにすすいで乾かしたとしても、合成洗剤を使っている限り、繊維には合成界面活性剤が付着しています。ですから、子どもに合成洗剤で洗濯した衣類を着せるということは、合成界面活性剤をそのまま着せているということにほかなりません。合成界面活性剤は、水に溶け込んでいるときでなくても容赦なく皮膚にとりつき、内部に侵入するのです。

そこで、お子さんの症状が軽微以上の場合は、30～38度くらいのぬるま湯だけで衣類を洗濯してください。「お湯だけで汚れが落ちるの?」と思う方も多いでしょう。じつは、肌着やシーツなどに付く汚れの8割程度はぬるま湯だけで落ちるのです。

しかし、子どもの場合、食べこぼしやがんこな泥汚れなど、ぬるま湯だけでは取れにくい汚れが付いてしまうこともあるでしょう。そのような場合におすすめしたいのが、重曹で洗濯する方法です。弱アルカリ性の重曹には、酸性の油汚れを中和して分解するはたらきがあるのです。

洗濯の際、洗剤の代わりに同じくらいの量の重曹を入れるだけです。また、柔軟剤に代わるものとしては、薄いクエン酸水溶液（1カップの水に小さじ1杯程度を溶かしたもの）を用いるのがよいでしょう。ウールやシルクの場合は、30度前後の低温のぬるま湯を

+++ 合成洗剤を使わない洗濯法 +++

① 30～38℃のぬるま湯を洗濯槽に張り、洗剤の代わりに、同量くらいの重曹を入れます

② 柔軟剤の代わりとして、薄いクエン酸水溶液を柔軟剤ポケットに入れます

③ 合成洗剤を使うときと同じように洗い、すすぎは充分にしましょう

④ ウールやシルクの場合は、30℃前後のぬるま湯を使い、重曹を洗剤代わりにして手洗いをします。すすぎは充分にしましょう

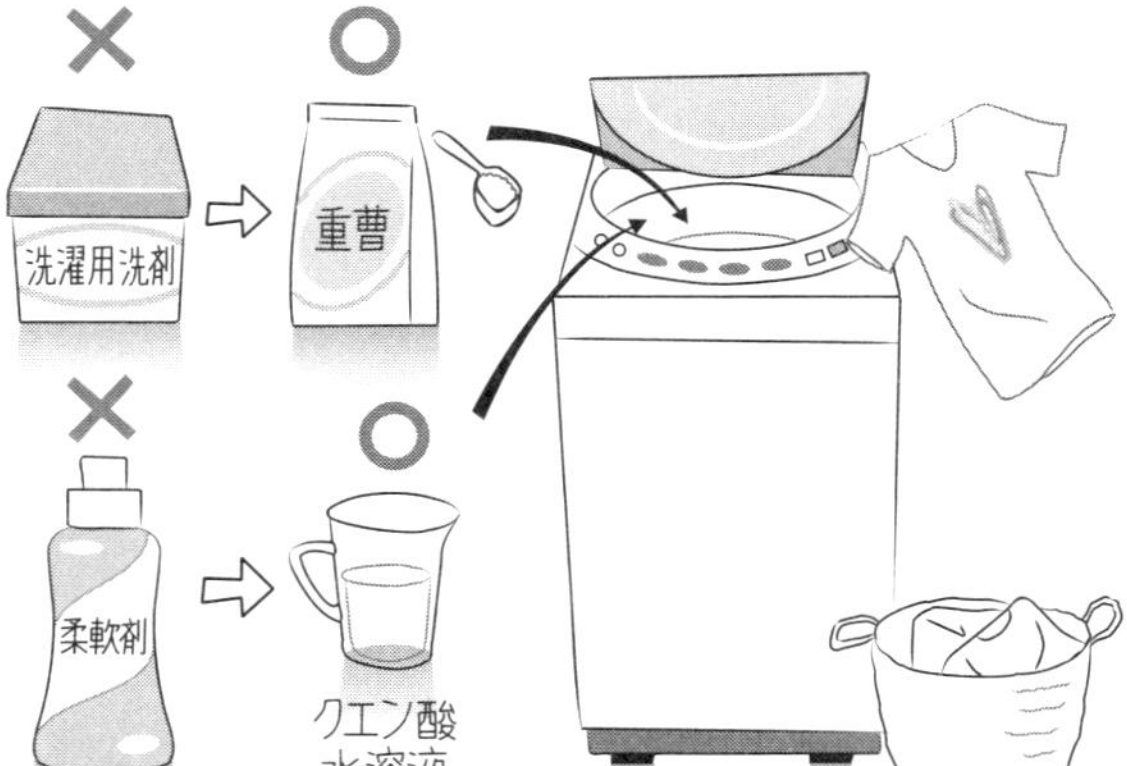

使用し、重曹で同様に手洗いしてください。

洗濯機の場合も手洗いの場合も、すすぎは十分におこなってください。また、最近は合成界面活性剤を使っていない洗剤も市販されていますので、それらを使用してもいいでしょう。

軽微なアトピーなら石けんで洗濯してもよい

アトピー性皮膚炎の症状が軽微な子どもの場合、洗濯石けんの使用ならいいでしょう。しかし、洗濯石けんというと「黄ばむのでちょっと……」と思っている方も多いのではないでしょうか？　そのような場合は、たいてい洗濯石けんを使いすぎているのです。

じつは、洗浄力では合成洗剤よりも石けんのほうがすぐれているといわれているほどです。適量を使って正しい方法で洗濯すれば、洗濯石けんで十分なのです。ここでは、医学博士であった故・坂下栄先生の『合成洗剤　恐怖の生体実験』に記されている洗濯石けんでの洗濯法をご紹介します。

まずは、洗濯石けんに書かれている用量を正しく量ります。量が少ないと汚れが取れませんし、多すぎれば黄ばみや衣類に粉が残るなどの原因になります。用量はしっかり守りましょう。

つぎに、洗濯機に水を張ります。粉石けんの場合は、お湯を使うと固まってしまうので、水を使用します。液体石けんのときはぬるま湯でもかまいません。

洗濯機に水を張ったら、衣類を入れる前に洗濯石けんを入れて、1~2分間空回しします。こうすると、水と洗濯石けんがなじみ、よく泡立つのです。その後、衣類を入れ、いつもの要領で洗います。油汚れがひどい場合は、洗濯石けんに重曹を混ぜて洗濯するときれいになります。

注意が必要なのは、すすぎです。念入りにおこない、できれば最後のすすぎは流水すすぎにしましょう。洗濯後は手早く干して日光に当ててください。すぐに干すことで黄ばみやニオイを防ぐことができます。ウールやシルクなどを手洗いする場合も同じようにおこない、すすぎは十分にしてください。

洗濯機に糸くずや髪の毛などがあると、石けんかすが残りやすいので、定期的に洗濯槽を洗ったり、ゴミをこまめに取り除くことが、よりきれいに洗濯する秘訣です。

ただし、洗濯石けんを使ってお子さんのアトピー性皮膚炎の症状が悪化した場合は、す

＋＋＋ 洗濯石けんを使った洗濯法 ＋＋＋

① 洗濯石けんの分量を正しく量りましょう。
多すぎると黄ばみなどの原因になります

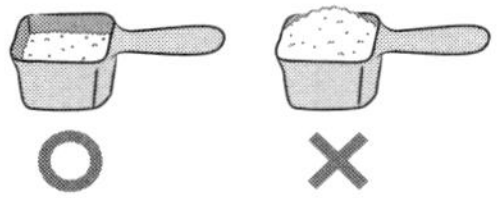

② 洗濯機に水を張ります

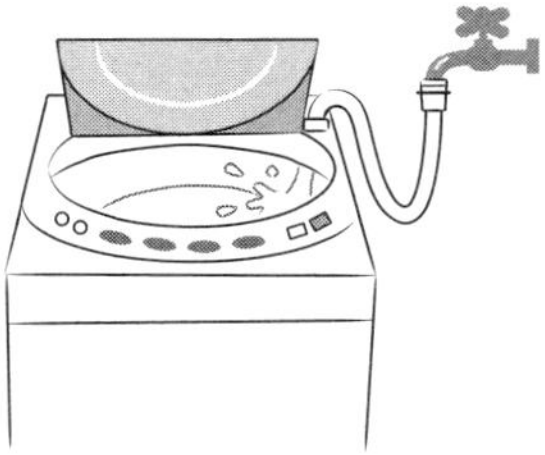

③ まず洗濯石けんだけを
入れて、1～2分間
空回しします

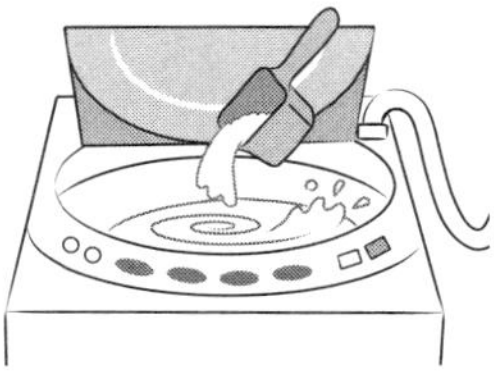

④ 衣類を入れて、いつも通りに
洗います。すすぎは念入りに
しましょう

ぐに使用をやめてください。

台所用洗剤を使わない食器洗いの方法

お皿や茶碗は子どもの皮膚に直接触れるものではないので、「そこまで徹底的にやる必要はないのでは？」と思っている方も多いでしょう。しかし、合成洗剤を使って食器類を洗えば、いくら水できれいにすすごうとも、食器類にも手にも合成洗剤の成分が残留します。

食器類への残留は深刻です。目には見えにくいのですが、知らず知らずのうちに食器に盛りつけた食べ物や注いだ飲み物と一緒に体内に取り込まれています。それが少しずつ蓄積されて、じわじわと子どものアトピー体質を作り上げている可能性があります。

食器洗いは、よほどの油汚れのものは別として、水やお湯でのつけ置き洗いにしてください。つけ置きをすれば、たいていのものはきれいになります。

洗う前に、油汚れのついた食器と水洗いですむ食器を分けておきましょう。一緒にしてしまうと、油汚れがほかのお皿にも広がってしまいます。油汚れのついた食器は、あらか

＋＋＋ 台所用洗剤を使わない食器洗いの仕方 ＋＋＋

① 油汚れのついた食器とそれ以外の食器は分けておきます

② 油汚れのないものは水やお湯でのつけ置き洗いにしましょう

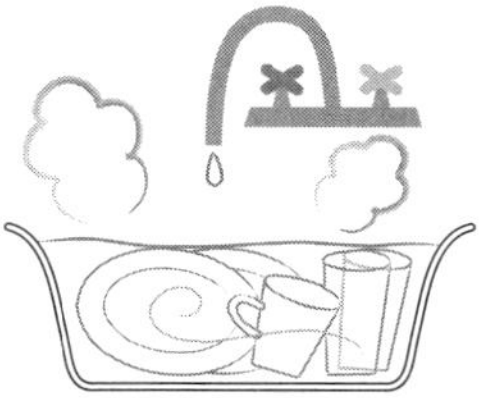

油汚れのついた食器は、キッチンペーパーなどであらかじめ汚れを拭き取っておき、お湯でのつけ置き洗いにします

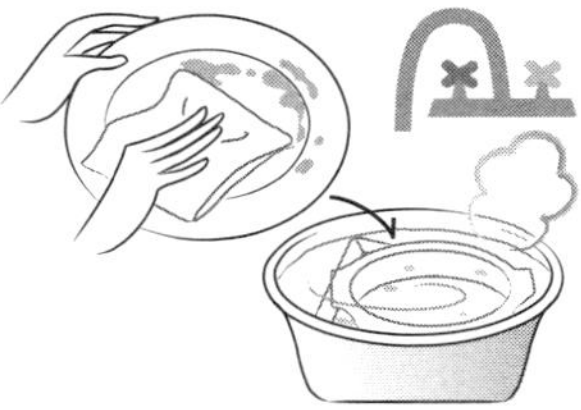

③ それでも落ちない油汚れの場合は、ゴム手袋をして薄い石けん水で洗います

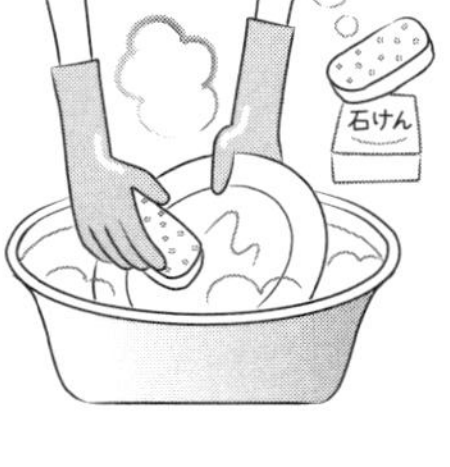

じめキッチンペーパーやティッシュなどで油を拭き取ってから、お湯でつけ置き洗いをしましょう。

それでも落ちない油汚れに限り、少量の石けんを使ってもよいでしょう。石けんはゴム手袋をしていれば害がないので、軽症以上の人もこの方法でかまいません。薄い石けん水につけ置き洗いをするか、スポンジに石けん水を含ませて洗います。ただし、ゴム手袋の成分でかぶれる人も少なくありません。この方法で症状が悪化した人は、ビニール製の手袋をするか、お湯と水だけの洗浄方法に戻してください。

とにかく、「基本的に洗剤は使わずに洗う、仕方なく使う場合は最小限の石けんを使用する」ということです。

石けんのない時代には、米ぬか（米のとぎ汁）を使って食器類を洗っていたものです。米ぬかには脂肪分が含まれているので、同じように脂肪分を含む油汚れとくっつき、汚れを洗い流すことができるのです。ほかに、パスタなど麺類のゆで汁や小麦粉を水で溶かしたものにも油汚れを吸着する作用があります。お湯や水だけでは油汚れが気になる……という人は、ぜひ試してみてください。

コラム COLUMN

紙おむつ、虫除け、日焼け止めはアトピーを悪化させる

子どもがより快適に暮らせるように、子どもの皮膚を守るために……。紙おむつ、虫除け、日焼け止めは、もはや子育てに欠かせないもののようです。しかし、これらは子どもにとって本当に必要なのでしょうか？　そして、アトピー性皮膚炎の子どもに害はないのでしょうか？

最近、布おむつを使うお母さんが少なくなってきました。ほとんどのお母さんは、吸水性が高く、使い捨てできる便利な紙おむつを使用しています。しかし、これが赤ちゃんのアトピーを悪化させる要因になっている可能性があります。

紙おむつの表面、赤ちゃんの肌に触れる部分に使われているのは、ポリエステルやポリプロピレンの不織布です。ぬれにくい性質があり、皮膚をさらっとした状態に保つ役割があります。また、尿や便の水分を吸収する吸水材としては、高分子吸収材や綿状パルプが使われています。高分子吸収材は高吸水性樹脂というポリマーで、水分を吸収するとゲル状に変化するため、尿がもれることはありません。

このように、紙おむつには赤ちゃんが快適でいられるための工夫がいくつもなされてい

ます。しかし、この工夫こそがアトピーの悪化につながっているのです。

紙おむつに使われる不織布は化学繊維でできています。第4章で詳しく述べますが、化学繊維は皮膚のかゆみを誘発します。また、通気性が悪いことも、皮膚のかぶれや炎症の原因になります。さらに、高分子吸収材のはたらきで尿がもれないため、どうしてもおむつを取り替える回数が減るという傾向もあり、するとますます通気を妨げることになります。

アトピー性皮膚炎の赤ちゃんには、紙おむつは使わないことです。そして、代わりに布おむつを使ってあげてください。布おむつは通気性が高く、尿が出るたびに取り替えるので皮膚環境にもいいのです。

紙おむつとともに普及しているのがおしりふきですが、これも不織布でできています。また、細菌などの繁殖を防ぐために防腐剤が配合されているものがほとんどで、皮膚によいものとはいえません。やはりアトピー性皮膚炎の症状を悪化させると考えられますので、使わないようにしましょう。お水かお湯でぬらしたガーゼで拭くだけで十分です。

次に、虫除け剤はどうでしょう。虫除け剤の主成分はディートといわれる物質で、第二次世界大戦中、米軍が森の中で軍事活動をする兵士用に開発したのがはじまりと言われています。ディートについては、開発当時からまれに神経障害や皮膚炎を起こす報告があったため、欧米では安全性に対する研究が進められ、とくにカナダでは子どもへの使用について厳しい規制が設けられています。

日本でも2005年8月、厚生労働省が「ディートに関する検討会」を開き、子どもに使用する際の規制をまとめました。「顔には使用しない」と定められたほか、使用頻度に関しては、

- 6ヵ月未満の乳児には使用しないこと
- 6ヵ月以上2歳未満は、1日1回
- 2歳以上12歳未満は、1日1〜3回

となっています。

ディートがなぜ皮膚炎や神経障害を起こすのかはわかっていませんが、皮膚に何らかの悪影響があるのは確かといえます。しかも、この規制はあくまでも健康な子どもの皮膚を想定したものなので、アトピー性皮膚炎の子どもには使わないほうがいいでしょう。衣服で皮膚をおおったり、蚊取り線香や虫除け効果があると言われるユーカリのアロマオイルを利用するなどして、虫除け剤を使わない生活を心がけてください。

日焼け止め剤に関しては、大人も使用する機会が多いので、第4章で詳しく述べます。日焼け止め剤には紫外線吸収剤を使ったものと紫外線散乱剤を使ったものがありますが、問題はどちらにも合成界面活性剤が配合されているということです。そのため、アトピー性皮膚炎の方は使用しないでください。

しかし困ったことに、紫外線に当たるとアトピー性皮膚炎が悪化することも多いのです。アトピー性皮膚炎のお子さんは、できる限り日傘や帽子、衣服などで皮膚をおおってあげて、紫外線にさらさないことが大切です。

第4章

アトピーに悩む大人の化粧品選び

第3章では合成洗剤から子どもを守る方法について述べてきました。ここでは、女性のメイクアップを中心に、アトピー性皮膚炎の大人がとくに注意すべき項目についてお話ししていきます。

化粧品には合成界面活性剤が必要

私のクリニックを受診するアトピー性皮膚炎の患者さんのうち、毎日2〜3人は化粧品が原因で症状を悪化させてしまった人たちです。30〜40代の女性が圧倒的に多いのですが、最近では男性の患者さんも増えています。

いずれの場合も、若い頃に化粧品を使いはじめ、その後もずっと使い続けた結果、発症しています。ほとんどの化粧品には合成界面活性剤が使われていますから、その害がこの年代になって噴出するのでしょう。

では、なぜ、化粧品に合成界面活性剤が必要なのでしょうか?

まずは、その乳化作用です。油分100%の化粧品を肌につけると、ほとんどの人が「べたついて気持ち悪い」と感じるといいます。そのため、ある程度水っぽさがあり、し

界面活性剤が入っている化粧品は肌なじみがよい

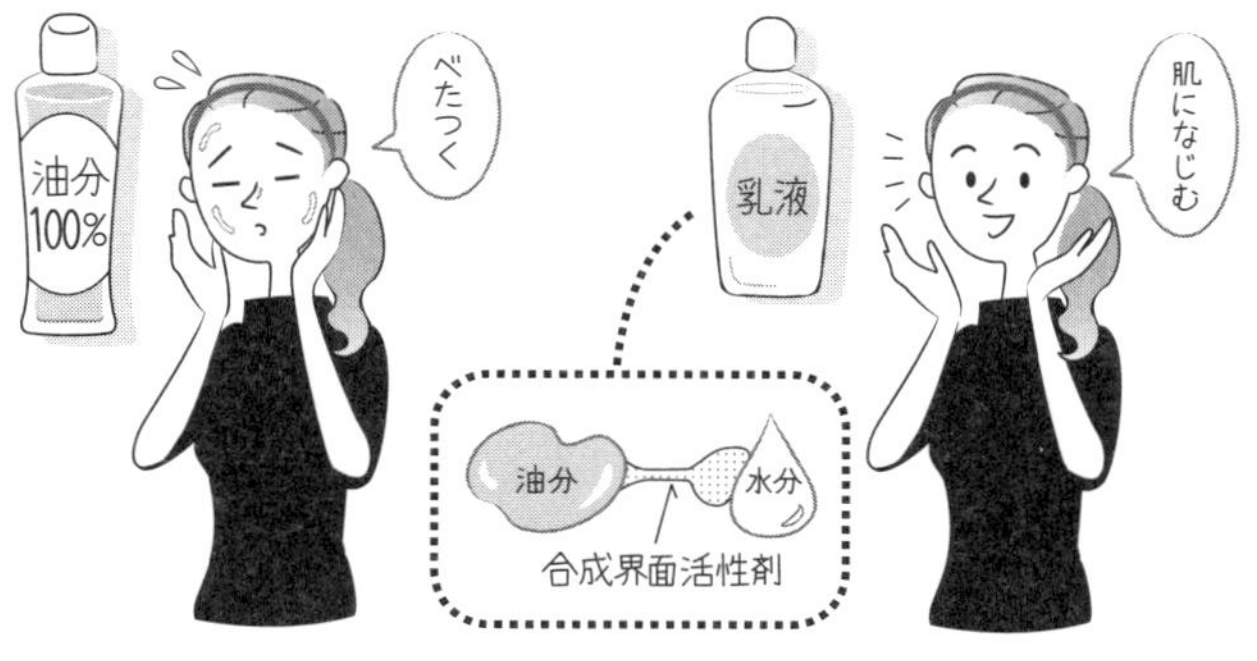

かし適度な油分が入っていて肌を潤してくれるものが「肌なじみのいい」「つけ心地のいい」化粧品ということになります。

つまり、乳液やクリームなど油分を含む化粧品には、つけ心地をよくするために水分を配合する必要があります。しかし、混ぜただけでは水と油は分離してしまって、製品にはできません。そこで、水分と油分とを結びつけてくれる合成界面活性剤を配合すれば、なめらかなクリームや乳液ができあがるのです。

また、合成界面活性剤の「油分を包み込んで水とともに取り去る力」、つまり洗浄作用も化粧品に配合される大きな理由です。洗顔料やメイクアップを洗い流すクレンジング剤には合成界面活性剤が欠かせません。特に最近は、水や汗に強いメイクアップ化粧品が増えていますから、クレンジング剤にも強力な洗浄力が必要なのです。洗浄力を強くするには、より多くの合成界面活性剤を配合しなければなりません。

洗顔料などに配合される合成界面活性剤としては、泡立ち作用を持つものもあります。他の合成界面活性剤に比べて洗浄力は劣りますが、泡立ちをよくすることで洗顔料を肌にまんべんなく行き渡らせ、洗浄の手助けをします。

さらに、美容液やクリームを塗ると肌がしっとり、そしてふっくらするのは、合成界面活性剤の浸透作用によります。化粧品の水分と皮膚の皮脂を結びつけることによって、水分を皮膚の内部に浸透させているのです。

このように、合成界面活性剤には多くの作用があり、化粧品の用途に応じて数種類の合成界面活性剤が配合されていることがほとんどです。

化粧品に含まれる代表的な合成界面活性剤としては、「ココイル～」「PEG～」「PPG～」から始まる名称の成分があります。化粧品のラベルに書かれている成分表をチェックしてみてください。もちろん、それ以外にもたくさんの合成界面活性剤があることを忘れてはいけません。

化粧品が原因のアトピー性皮膚炎の場合、シャンプーやリンスが原因の場合と同じように、ほとんどの患者さんに、目の周りがかゆくてカサカサするという症状が出ます。目の周りはもともと皮膚が薄く、皮脂膜も薄いため、顔の中でももっとも乾燥しやすい部位です。症状がひどい場合は顔全体が赤くなり、かゆみも出てきます。それでも、「これからは化粧品を一切使ってはいけません」と言われて、それをちゃんと守って生活できる人は極めて少ないのです。

そこで、この章では、アトピー性皮膚炎の人のための化粧品選びについてお話しします。もちろん、基本的にはスキンケア化粧品もメイクアップ用化粧品も使用しない生活を心がけてください。合成界面活性剤が配合された化粧品を使っている限り、アトピー性皮膚炎の根本治療はむずかしいのです。

また、メイクアップの際は、保湿軟膏を塗り、皮膚に膜をつくってからおこないましょう。そして可能な限り短時間におさえ、帰宅したらすぐに落とすようにして、少しでも害を避けてください。

もし、化粧品を使ってかぶれやかゆみが出たり、アトピー性皮膚炎の症状が悪化したときは、直ちに使用を中止してください。そして、使っている化粧品を持ってかかりつけの医師を受診するようにしましょう。

必ずパッチテストをおこなう

今まで使ったことのない化粧品を試すときは、必ずその商品のサンプルをもらってパッチテストをしましょう。

パッチテストは、皮膚の敏感な部分（二の腕の内側や手首）にサンプルを直径2センチほどつけておこないます。48時間ほどそのまま放置し、その部分の皮膚に異常がなければ「その化粧品は使用しても大丈夫」という判断になります。

とはいえ、どんな人でも48時間の間に汗もかきますし、お風呂にも入ることでしょう。そんなときは、絆創膏のガーゼ部分にサンプルをしみこませて皮膚に貼れば、汗でサンプルの成分が流れることはありません。入浴の後にはサンプルをしみこませた絆創膏を新たに用意して貼り替えれば、ちゃんとしたパッチテストをおこなうことができます。

さきほど、パッチテストは皮膚の敏感な部分でおこなうといいましたが、できれば、何

+ + +　パッチテストの方法　+ + +

① 絆創膏のガーゼ部分にパッチテストをしたい化粧品をしみこませ、腕の内側や手首など、皮膚が敏感な部分に貼ります

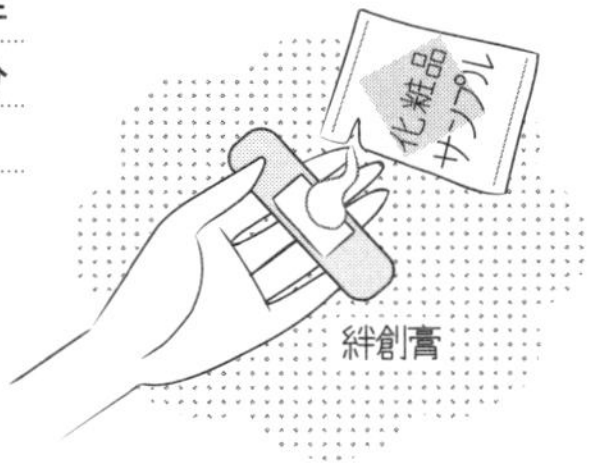

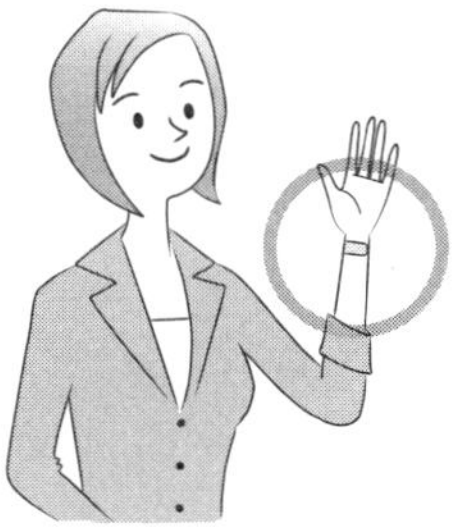

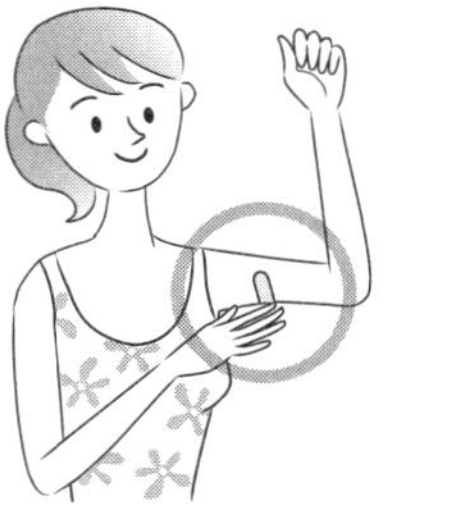

② 48時間放置します。汗をかいたり、入浴した場合には、その都度、新しい絆創膏に化粧品をしみ込ませて貼り替えましょう

*48時間経って、肌になにも異常がなければ、その化粧品を使ってもよいでしょう

も症状が出ていない部位よりも、ちょっと症状が出ていて、もしパッチテストでさらに何か反応が出てしまっても差し支えない部位で試すことをおすすめします。

化粧品には、フェノール系化合物などの防腐剤、防カビ剤、酸化防止剤、あるいは着色料としてよく使われているタール色素（赤色○号など）が配合されています。これらは直接アトピー性皮膚炎の原因にはならなくても、かゆみやかぶれを引き起こして、症状を悪化させるものが多いのです。何がアトピー性皮膚炎悪化の引き金になるかわかりません。パッチテストは面倒くさがらずに必ずおこないましょう。

軽症以上ならファンデーションは使わない

ファンデーションが肌にむらなくぴったりとくっつき、汗をかいたりしても落ちないのは、シリコーンや合成ポリマーなどの化合物とともに、合成界面活性剤が配合されているからです。

合成界面活性剤不使用のファンデーションもあるにはありますが、肌につきにくく、色むらができてしまったり、汗で落ちてしまったりと、とても質の高い化粧品とはいえない

ファンデーションを使わないベースメイクの方法

① 化粧下地として、親水ワセリンや合成界面活性剤不使用のオイルなどを塗ります

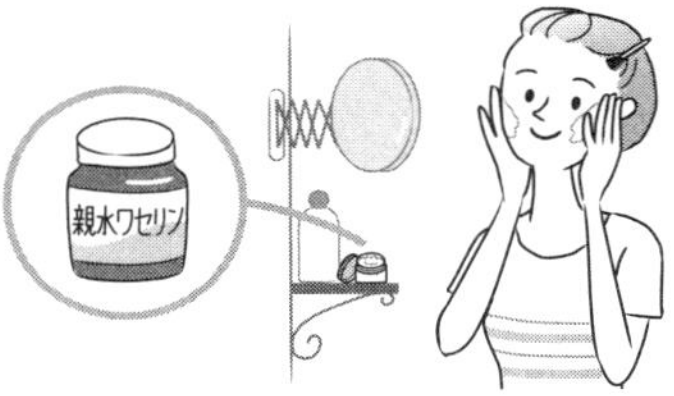

② フィニシングパウダーをつけます

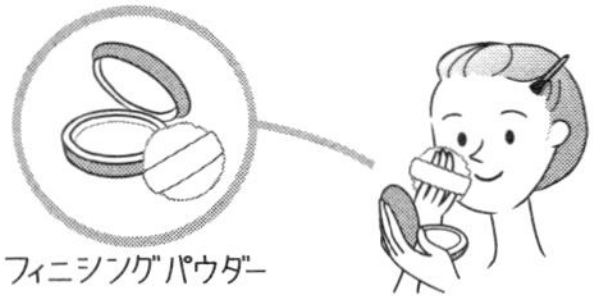

ものが多いようです。

「じゃあ、どうすればいいの？」とお思いかもしれません。私のクリニックを訪れる患者さんで、軽症以上の方に勧めているのは「粉化粧」です。

粉（フィニシングパウダー）はファンデーションと違って、合成界面活性剤の入っていないものも多いため、落とすときはぬるま湯で洗い流せます。それでいて、ベージュカラーがほのかについているので、ファンデーションと同じように皮膚の赤みなどを隠すことができます。

化粧下地としては、合成界面活性剤不使用のオイルなどがよいでしょう。

アトピー性皮膚炎の症状が多少出ている人は、病院から処方されている親水ワセリンなどの保湿軟膏を使ってください。

下地をしっかりとつけることで、粉が直接、皮膚に触れないように壁を作るのです。健康な皮膚ならば表面に皮脂膜があり、皮膚を保護してくれますが、アトピー性皮膚炎の方は皮脂膜が薄くなっていたり、あるいはなくなっていると考えてください。ですから、保湿軟膏などを皮脂膜の代わりにするわけです。

化粧崩れを直すときは、そのまま粉を重ねれば大丈夫です。粉化粧の長所は、皮膚呼吸を妨げないことと、なによりつけ心地がいいことです。また、粉には紫外線を反射する作用もあります。

ただ、最近は肌なじみや化粧もちをよくするために、粉にも合成界面活性剤やシリコーン、合成ポリマーを配合する化粧品メーカーも増えています。購入する際には、必ず成分表示を確かめるようにしてください。

症状が軽微ならファンデーションも可

アトピー性皮膚炎の症状がもっとも軽い、軽微な人は、ファンデーションを使ってもいいでしょう。しかし、その際は、粉化粧の際と同じように、親水ワセリンなどの保湿軟膏や合成界面活性剤不使用のオイルなどをしっかりと塗り、ファンデーションと皮膚との間に壁を作って、直接肌につかないようにすることが重要です。

ちなみに、ファンデーションの合成界面活性剤の配合率は、リキッドタイプやクリームタイプよりもパウダリータイプの方が低いといわれていますが、入っていることに変わりはないので、どれも安心はできません。

目元や口元のメイクアップの注意点

メイクアップ化粧品には、ファンデーションだけでなく口紅やアイシャドウなどにも、皮膚へのなじみをよくするために合成界面活性剤が入っています。ただ、アイシャドウやほお紅に関しては、下地となる保湿軟膏などに粉を重ねた上につけるもので、直接皮膚に触れるということがありませんから、過度に神経質になる必要はありません。そうは言っても、眼球やまぶたの粘膜から合成界面活性剤が浸透することもあるので、目の際にまで

+++ 目元などのメイクアップの注意点 +++

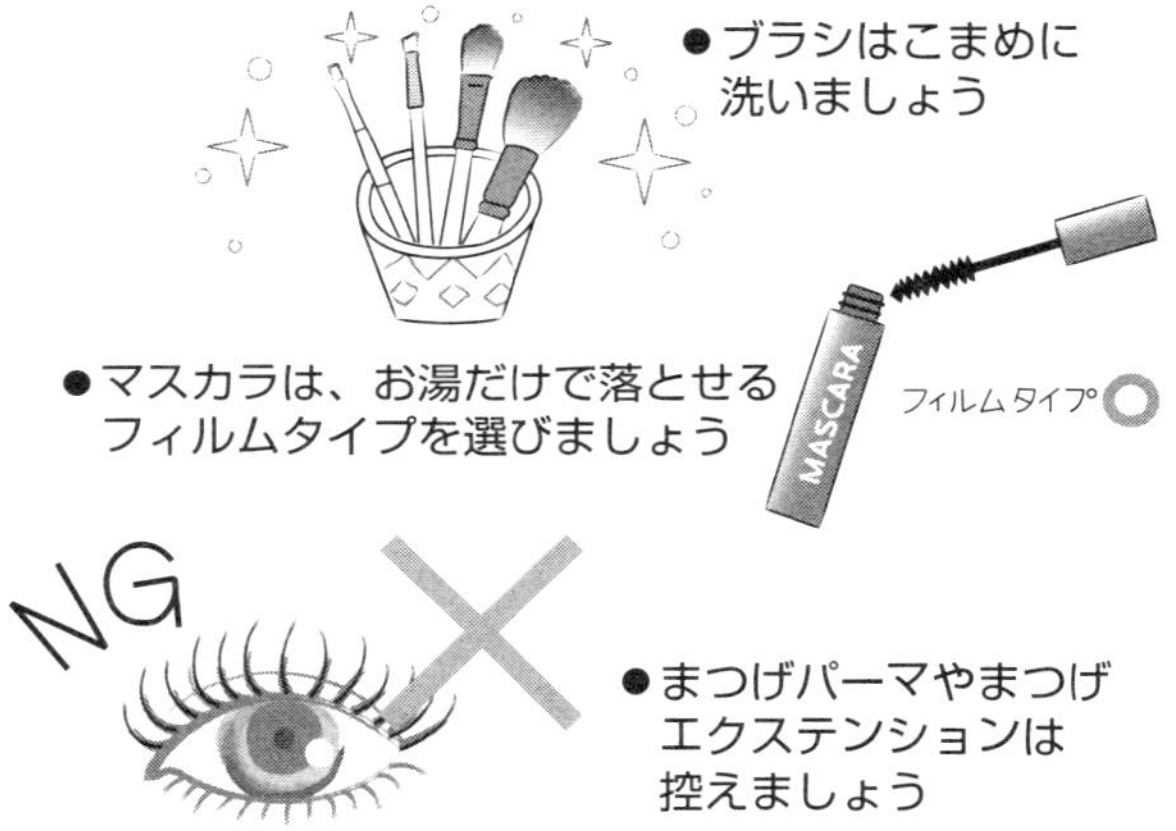

●ブラシはこまめに洗いましょう
●マスカラは、お湯だけで落とせるフィルムタイプを選びましょう
MASCARA
フィルムタイプ○
NG
●まつげパーマやまつげエクステンションは控えましょう

化粧品をつけるようなことは避けてください。

また、ウォータープルーフタイプのマスカラは、洗浄力の高いクレンジング剤でなければ落ちません。すると目元の皮脂膜を洗い流してしまうばかりか、合成界面活性剤を皮膚や目の中に浸透させることになります。最近はお湯で落とせる、フィルムタイプとよばれるマスカラもあるようですから、使うならそういったものがよいでしょう。

さらに、まつげパーマやまつげエクステンションは、パーマ液や接着剤がアトピー性皮膚炎の症状を悪化させるおそれがありますので、控えてください。

また、化粧品をつける際に使うブラシなどはこまめに洗うようにしてください。メイクアップの後、ブラシには化粧品の油分や皮脂がついた状態になっています。それを放置しておくと、そこにほこりがくっついたり、ときにはカビが生えるなどしてとても不衛生です。汚れたブラシを使うということは、カビやほこりを皮膚に塗りつけているようなものなので、週に1回は洗ってください。

口紅は化粧品の中でもっとも「体内に取りこまれる」化粧品です。食事をすれば食べ物と一緒に口紅の成分も食べています。できる限り使用するのは控えましょう。

リップクリームが必要ならば、白色ワセリンなどの保湿剤をつければいいことだと思います。

安全なものを使っていれば、「また肌が荒れるかも……」といった不安の中で化粧品を使うことがなくなり、表情も自然と明るくなります。女性は楽しく自分を飾ることで自信が生まれ、本当に心も外見も美しくなっていきます。アトピー性皮膚炎だからメイクアップもできない……ということではなく、アトピー性皮膚炎だからこそ、正しい知識を身につけ、上手に自分を飾ってください。

メイクアップはクレンジング剤を使わずに落とす

アトピー性皮膚炎の症状が軽微な人はファンデーションを使用してもいいと先ほど述べました。しかし、落とすときにはやはり合成界面活性剤の使われているクレンジング剤は避けるべきです。ファンデーションをクレンジング剤で落とすときの害は、ファンデーションをつける害より大きいのです。

さきほどお話ししたように、ファンデーションにはシリコーンや合成ポリマーといった化合物が配合されています。これらはメイクアップの仕上がりをよくするため、皮膚にぴったりと付いて落ちないように工夫されています。そのため、皮脂膜はもちろん、角質層にまで食い込む場合も多いのです。

そうなると当然、洗浄力の高いクレンジング剤を使わなければ落とすことができません。落ちにくい化粧品を落とすときに皮膚で起こっていることは、「皮脂膜を洗い流す」にとどまらず、「皮脂膜をはぎ取っている」といってよいでしょう。

そこで、合成界面活性剤配合のクレンジング剤を使わず、きれいにファンデーションを落とす方法をご紹介しましょう。

私がすすめるのはオリーブオイルです。オリーブオイルはメイクアップ化粧品となじみやすく酸化しにくいので、クレンジング剤にぴったりです。さらに薄くなってしまった皮脂膜の代わりにもなります。

オリーブオイル配合のクレンジング剤も多くありますが、洗い流しやすくするために合成界面活性剤が入っているものがほとんどです。食用のオリーブオイルなら、食べても大丈夫なのですから安全ですし、クレンジング剤よりも安価です。

まず、オリーブオイル大さじ1杯を手のひらにのせ、顔全体にまんべんなくのばします。目元や口元はていねいに、あとはやさしくなじませるくらいで十分です。オリーブオイルがしっかりと行き渡ったら、ティッシュで余分な油を拭き取りましょう。皮膚に刺激を感じるようなら、湿らせたコットンを使ってください。拭き取らずに洗い流そうとしても、油と水は混ざらないので、肌がベトベトになってしまいます。

きれいに拭き取ったら、ぬるま湯で洗い流すか、蒸しタオルで拭き取りましょう。肌にオイルが残っていると症状が悪化することもあるので、ていねいにおこなってください。その後、親水ワセリンなどの保湿剤を塗ります。

オリーブオイルを選ぶときは、緑色よりも黄金色に近いものを選ぶと安心です。オリー

+++ オリーブオイルクレンジングの方法 +++

① オリーブオイル大さじ1杯（500円玉大）を手のひらにのばします

*オリーブオイルは、添加物のない食用のものを使います。バージンオリーブオイルでも、ピュアオリーブオイルでもかまいませんが、黄金色のものを選ぶと安心です

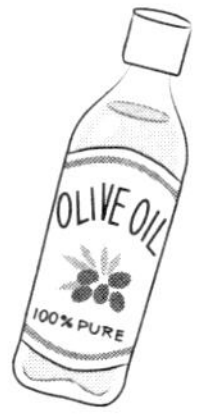

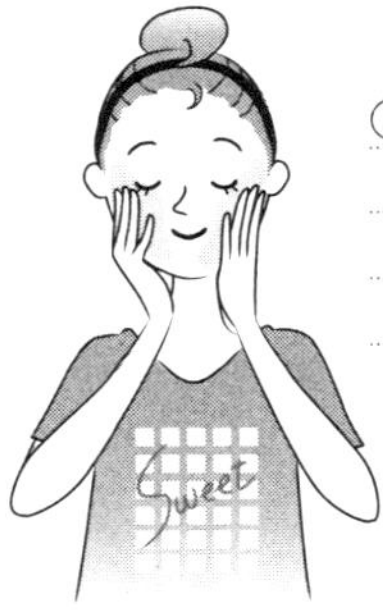

② メイクにやさしくなじませます。こする必要はありません。目元や口元にはていねいになじませましょう

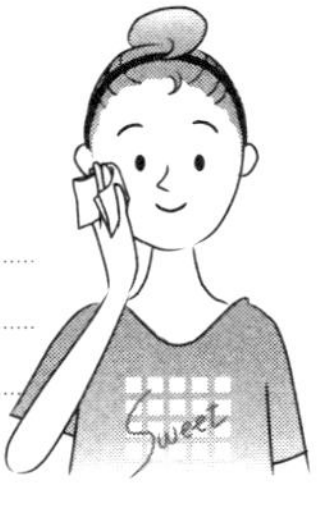

③ ティッシュまたは湿らせたコットンで余分なオリーブオイルを拭き取ります

④ ぬるま湯でしっかりと洗い流します。人肌に温めた蒸しタオルで拭き取ってもよいでしょう。肌にオイルが残らないよう、ていねいにおこなってください

*肌が荒れたり、症状が悪化した場合は、直ちにオリーブオイルの使用を中止してください

ブオイルに含まれるポリフェノールは辛味成分でもあるため、肌に一時的に刺激を与える場合がありますが、黄金色に近いものほど、ポリフェノール含有量は低いからです。

ただし、アトピー性皮膚炎の人の中には、オリーブオイルでもかゆみが出たり、炎症を起こしてしまう人もいます。もし、症状が悪化してしまったら、直ちにオリーブオイルの使用はやめ、かかりつけの医師に相談するようにしましょう。

洗顔料は使わない

女性の多くは、メイクアップを落とすためのクレンジング、そして洗顔と2回も顔を洗っているようです。つまり、合成洗剤で2回も皮膚の皮脂膜を洗い流していることになります。こんなことを続けていたら皮膚がどうなってしまうか、もうおわかりでしょう。

アトピー性皮膚炎の人は、石けんや洗顔料を使用した洗顔はやめましょう。107ページでご紹介した粉化粧なら、基本的にはぬるま湯で洗い流す程度で十分落とせます。ファンデーションを使った場合でも、前述したオリーブオイルクレンジングなら、その後の洗顔は必要ありません。

ダブル洗顔は皮膚を乾燥させてしまう

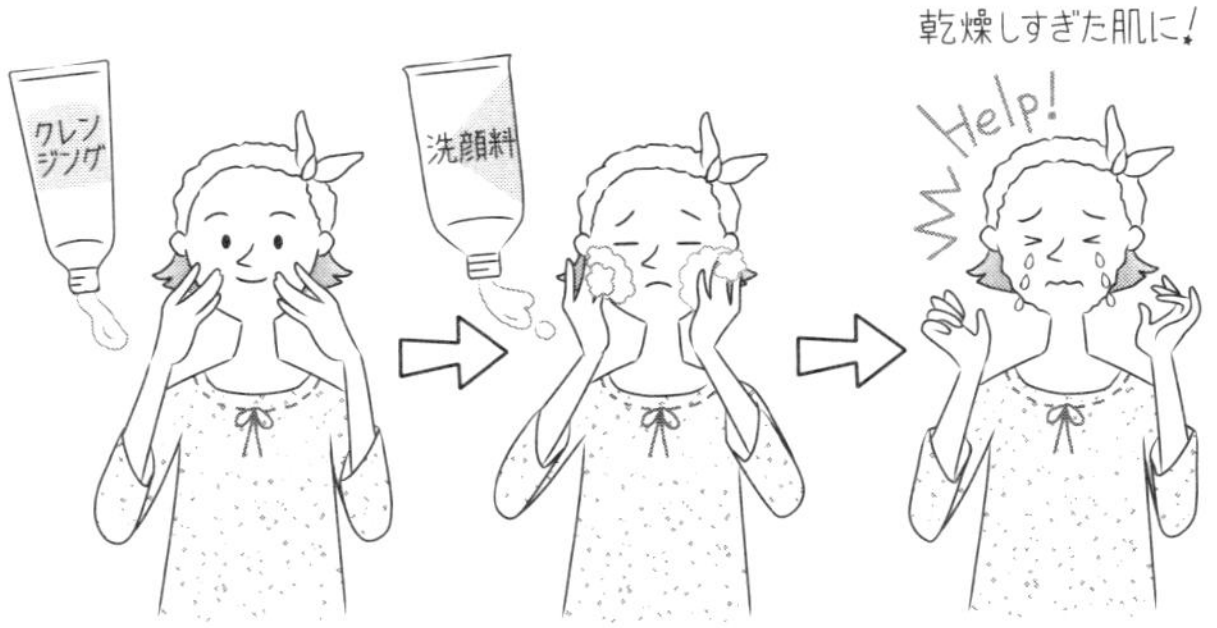

もし、小鼻や額、おでこなど、ざらつきやべたつきが気になるようでしたら、重曹水（重曹1：水9で作ったもの）をコットンにしみこませ、やさしくなじませてください。重曹が古い角質や余分な皮脂を取り去るので、一度の洗顔でも気にならないはずです。

石けんも界面活性剤ですから、皮膚表面の皮脂膜を洗い流してしまうという点では合成界面活性剤と変わりありません。症状が軽微な方なら、薄い石けん水を肌になじませる程度に使ってもかまいませんが、もし乾燥がひどくなるようなら、石けんの使用は直ちに中止してください。

コラム COLUMN

男性のアトピー悪化の原因はヒゲ剃りにあった！

男性がアトピー性皮膚炎を悪化させてしまう要因の多くはシャンプーにありますが、もっと深刻な問題はヒゲ剃りです。カミソリや電気シェーバーを使うことで、皮膚表面の皮脂膜がごっそりはがされてしまうからです。

また、皮膚が傷つくこともありますから、そこからシェービングフォームやアフターシェービングローションに含まれる合成界面活性剤が浸透すれば症状が悪化します。傷のある皮膚への合成界面活性剤の浸透率は、通常の皮膚の100倍程度に高くなってしまうのです。

このような理由から、アトピー性皮膚炎の男性にヒゲ剃りは禁物です。できれば「不精ヒゲ」がおすすめなのですが、職業柄、どうしてもヒゲを剃らなければならないという方は次のような方法をためしてください。

まず、アトピー性皮膚炎の症状が軽症以上の方は、シェービングフォームやアフターシェービングローションの使用はやめてください。重症の人は保湿剤や抗生物質の軟膏を塗ってから剃るようにしましょう。軽微の人もシェービングフォームの使用は避け、石けんの泡をなじませるくらいにしましょう。

そして、ヒゲ剃りは入浴中におこないましょう。理髪店でのヒゲ剃りを思い出してください。必ず蒸しタオルでヒゲを蒸らしてから剃っているはずです。蒸らすことで皮膚を柔らかくし、毛穴を開かせ、ヒゲも柔らかくする作用があるからです。そうすることで、皮膚を傷つけにくくなり、ヒゲもきれいに剃ることができます。

お風呂の中は湿度も温度も高い状態。つまり入浴中のヒゲ剃りは、理髪店の蒸しタオルと同じ環境で剃ることになるのです。もちろん、入浴中のヒゲ剃りが難しいという場合は、蒸しタオルを使えば問題ありません。十分にヒゲを蒸らした後、医師から処方されている保湿剤を塗ってから、カミソリや電気シェーバーを軽く当てて剃ります。

剃った後は保湿剤をしっかりと塗り、皮膚を守りましょう。

「石油系界面活性剤不使用」「無添加」の意味

最近、「天然系界面活性剤使用」「石油系界面活性剤不使用」、「無添加」「敏感肌用」など安心、安全をイメージさせるうたい文句の化粧品が増えています。

まずは、「天然系界面活性剤使用」「石油系界面活性剤不使用」について考えてみます。本書を読んできたみなさんならおわかりかと思いますが、これはどちらも石油系界面活性剤を使用していないというだけで、合成界面活性剤を使用していることに変わりはありません。ちなみに、「無鉱物油」という言葉もよく見かけますが、これは「石油系界面活性剤不使用」と同じ意味です。

では、「無添加」はどうでしょう？　無添加化粧品が現れたのは、1982年10月に薬事法で表示指定成分の表示が義務づけられてからです。

表示指定成分とは、当時の厚生省（現・厚生労働省）が「かぶれなどの原因になりうる刺激性の成分」として指定した成分で、約200種類あります。これらを使用する場合は、製品に表示しなければなりません。そして、表示指定成分を添加していない化粧品を「無添加化粧品」というようになったのです。

2001年に、表示指定成分の表示義務はなくなりました（全成分表示へ移行）。しかし今でも「無添加」という言葉が使われているのは、合成界面活性剤などを使っていても、「無添加」とうたうと安全なイメージを与えられるからです。しかし、表示指定成分が全部でおよそ200種類なのに対し、合成界面活性剤はおよそ2000種類。そして残

「肌にやさしい」がうたい文句の化粧品に注意

● どの化粧品にも合成界面活性剤が使われている可能性があります

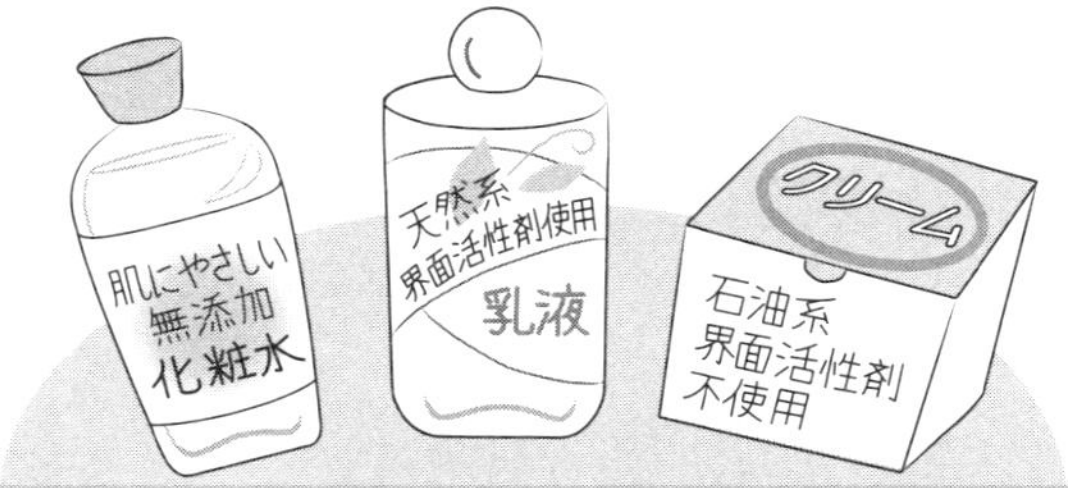

念ながら、表示指定成分のなかに合成界面活性剤の名称はほんのわずかしかありません。つまり、「無添加化粧品」であっても合成界面活性剤は配合されているのです。

「敏感肌用化粧品」というのはどうでしょうか？　そもそも化粧品は薬事法によって「皮膚もしくは毛髪を健やかに保つためのもので、人体に対する作用が緩和なもの」と定められています。つまり、健康な皮膚を対象にしたものですから、皮膚が健康ではないアトピー性皮膚炎患者は化粧品の使用の対象外となるわけです。

敏感肌用といわれるものは、メーカー

にもよりますが、防腐剤を極力抑え、「無香料」「表示指定成分を配合していない」化粧品が一般的なようです。つまり、「敏感肌用化粧品」というのは、「無添加」と同じからくりであることがおわかりいただけると思います。

「医薬部外品」に注意

2001年に新しい薬事法が施行されて、全成分表示が義務付けられるようになり、化粧品に含まれるすべての成分が表示されることになりました。そのため、一般の人でも、調べれば合成界面活性剤が配合されているかどうかわかるようになったといえます。

ただし、「医薬部外品」に登録されているものは、さきほどお話しした表示指定成分のみを表示すればいいことになっています。「医薬部外品」というのは、簡単にいえば「化粧品よりも効果が期待できるが、医薬品ほどの効果はない」という部類のものです。そう聞くと、化粧品よりもいいものなのではないかと思いがちですが、必ずしもそうではありません。

前にもお話ししたように、表示指定成分には合成界面活性剤がわずかしか含まれていません。つまり、合成界面活性剤を使用していても、それが表示指定成分に含まれていなければ、医薬部外品には表示の義務がないのです。効果を実感させるためには、合成界面活性剤を用いて有効成分を皮膚の内部に浸透させる必要がありますが、それを見分けるのはむずかしいということになります。

じつは、２００６年に日本化粧品工業会の自主基準で医薬部外品の全成分表示が始まりました。しかし、薬事法で定められているわけではないので、すべての医薬部外品について徹底されているとはいえません。合成界面活性剤を使用しているかどうか疑問に思ったら、販売元に問い合わせてみることをおすすめします。

「オーガニック」「無農薬」も信用できない

「オーガニック」「無農薬」といった言葉も多くの化粧品にうたわれています。しかし、これらにも合成界面活性剤が配合されている可能性は否定できません。

そもそも、オーガニック化粧品に関しては世界的な基準や定義がありません。フランス、ドイツ、オーストラリアなどでは「オーガニックの条件をみたした原料で、添加物などを使わずにつくられた加工品」などと独自に化粧品のオーガニック基準を定めて厳しい管理下で製造、販売されています。

しかし、日本にはオーガニック化粧品を認定する法的な基準がありません。農林水産省の定めた有機食品の検査認証制度というものはありますが、これはあくまで食品に対しての制度で、これを満たしていない原料で作られた化粧品を「オーガニック化粧品」とうたって販売したからといって法律違反にはなりません。

そのため、原料の植物がその生産国のオーガニックの基準を満たしていれば、日本で合成界面活性剤や防腐剤などを混ぜて作った化粧品でも「オーガニック化粧品」として販売できるのです。

「無農薬」の化粧品も同じで、原料の植物が無農薬であれば、ほかに多くの化学系添加物を配合していても無農薬と表示することは可能です。アトピー性皮膚炎の患者さんは決して使ってはいけません。

このように、安全をイメージさせる化粧品の多くは、残念ながら合成界面活性剤を使用しています。アトピー性皮膚炎の方が化粧品を選ぶ際には、まず安全や自然をイメージさせるような言葉に惑わされないこと、そして「合成界面活性剤不使用」という表示を確認することが重要なのです。

ローションパックは無意味

最近、化粧水をコットンに含ませて肌にのせておくローションパックが流行しているようです。皮膚にしっかりと化粧水が浸透するといわれているからです。でも、よく考えてみてください。もし、その化粧水に合成界面活性剤が配合されていなければ皮膚には浸透しませんから、ローションパックにはなんの意味もないでしょう。

つまり、化粧水が浸透するということは合成界面活性剤が配合されているということになりますから、ローションパックによって水分や有効成分だけでなく、合成界面活性剤もたっぷり皮膚の奥へ吸収されていることになります。ローションパックの流行がアトピー体質を生み出してしまうのではないかとちょっと心配です。

毎晩、真剣にローションパックをしている人には申し訳ないのですが、健康な皮膚には、洗顔後、化粧水をつける必要はまったくありません。なぜなら、皮膚の角質層には水分を保持する機能があるからです。冬に皮膚が乾燥するのは、皮脂の分泌が減ってしまう

+ + + 手作り化粧水の作り方 + + +

[用意するもの]
化粧水用のボトル
(密閉できるもの)
精製水……100㎖
グリセリン……10㎖
アロマオイル(好きなもの)
……10滴

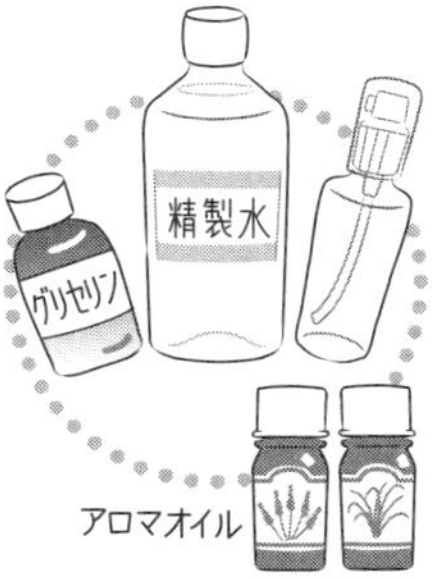

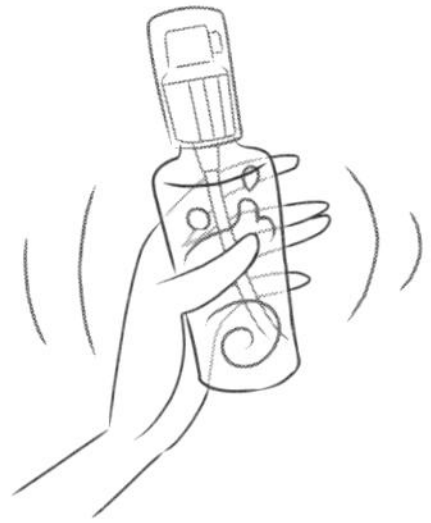

① ボトルに精製水とグリセリンを入れ、よく混ぜ合わせます

② ①にアロマオイルを加え、さらに混ぜ合わせます。抗菌効果のあるラベンダーやレモングラスのアロマオイルなら、防腐剤代わりにもなります。冷蔵庫で保管し、1週間以内で使い切るようにしましょう

*精製水、グリセリンは薬局に売っています

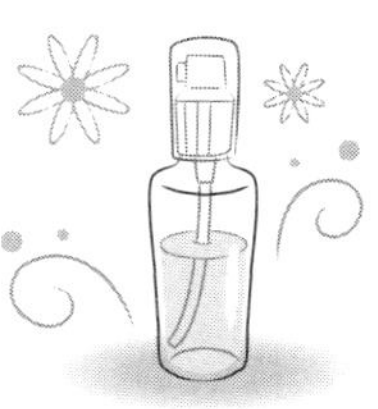

ために角質層の水分保持機能が発揮できなくなるからといえます。

洗顔後に皮膚が乾燥してつっぱる感じがするのは、合成洗剤で洗っているからです。合成洗剤を使えば皮膚表面の皮脂膜は洗い流されてしまいますから、洗顔後に乾燥するのも当然なのです。

このように、化粧水は本来、皮膚には必要ないものですが、アトピー性皮膚炎の人の場合、皮脂膜が薄かったりはぎ取られていたりしますから、角質層の水分が蒸発しやすく、乾燥が気になることもあるでしょう。そういう方は、手作り化粧水を使用してはいかがでしょうか。グリセリンの保湿効果を生かした、防腐剤などの添加物や合成界面活性剤を入れない化粧水ですから安心です。

手作り化粧水がめんどうだという人は、ぬるま湯洗顔の後、蒸しタオル（水にぬらし、軽くしぼって電子レンジで人肌程度にあたためたもの）を顔にあてて数分間、皮膚を蒸らすだけでもよいでしょう。

美容液、乳液、クリームは使わない

油分が少ないほうが「つけ心地がいい」という最近の風潮のせいか、現在、製品化されているクリームのほとんどは油分10~20%程度になっています。

そして、この「さっぱりクリーム」を作るのに欠かせないのが合成界面活性剤です。合成界面活性剤は、水分と油分とをしっかり結びつけてくれるので、クリームや乳液のような油分を多く含む化粧品に水分を加える行程には欠かせない成分なのです。つまり、油性の製品は水分量が多いほど合成界面活性剤の使用量が多いといえます。一般に、美容液、乳液、クリームの順で合成界面活性剤を多く含んでいると考えてよいでしょう。

とくに美容液は高機能のものが多く、値段もほかの基礎化粧品とくらべて高いのが特徴です。そして高機能の成分が皮膚の奥に入っていくように、合成界面活性剤がたくさん使われているのです。高いお金を払って、合成界面活性剤を皮膚に塗りつけていることになります。

アトピー性皮膚炎の症状が軽症以上の方は、美容液、乳液、クリームの代わりに、病院で処方された親水ワセリン軟膏などの保湿剤を塗るようにしましょう。のびにくいときは、手でゆっくり温めて使ってください。

女性であれば「シミを消したい」「シワが気になる」「若々しい肌になりたい」といった

願望もあると思います。そしてその願望を満たすかのように、「美白効果」「シミ・シワが目立たなくなる」「ハリが出る」などとうたった化粧品がたくさんあります。でも、このように高機能をうたっているものほど要注意です。

肌の悩みを改善する作用が働くということは、「有効成分を皮膚の内部へ届けるために合成界面活性剤の力を借りている」ということができます。そういう化粧品は絶対に使わないようにしてください。

紫外線も日焼け止めもアトピー性皮膚炎の大敵

「オゾン層破壊」の問題が取り沙汰されるようになってから、日焼け止め製品は毎年、売り上げを伸ばしています。

また、春先から夏にかけて、多くの美白化粧品が出回ります。しかし、美白の代表的な有効成分はビタミンC誘導体やアルブチン、エラグ酸など、ほとんどが水溶性ですから、皮脂膜でおおわれた皮膚の中には浸透していきません。そこで使われるのが合成界面活性剤です。さきほどもお話ししたように、高機能の美容液などにはたいてい合成界面活性剤が配合されているのです。

そもそも、「日に焼けて皮膚が黒くなるのはメラニン色素のせいだからメラニン色素は悪者」というイメージは間違っています。メラニン色素には紫外線を吸収するはたらきがあり、人の体に備わった紫外線吸収剤ともいえるものです。紫外線が皮膚の内部に入り込まないように守ってくれる、いわば正義のヒーローなのです。

つまり、日焼けをして皮膚の色が黒くなるのは、メラニン色素が皮膚を守ってくれている証拠です。時間が経てばメラニン色素も自然と古い角質となってはがれ落ち、皮膚の色も元に戻ります。ところが、最近の日焼け止めはメラニン色素の生成を抑えるものやメラニン色素を破壊するものばかりです。これでは紫外線吸収剤を壊しているようなもので、逆効果といえます。

また、市販されている日焼け止め剤には、紫外線吸収剤を使ったものと紫外線散乱剤を使ったものとがありますが、いずれも美容液、乳液状であれば合成界面活性剤が入っていますし、皮膚への刺激も強いので使用は控えましょう。

とはいえ、アトピー性皮膚炎の肌は、紫外線に当たると炎症を起こしたりアレルギー反応を起こす場合があります。ではどうしたらいいのでしょうか。私は、日傘や帽子、長袖

+++ 日焼けは帽子や長袖の服で防ぐ +++

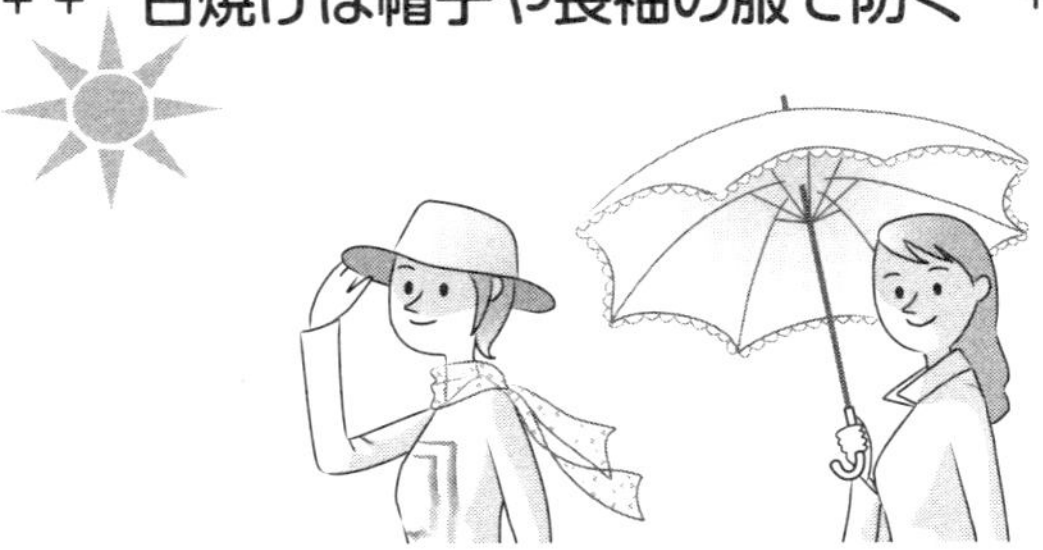

- 日焼け止め剤には合成界面活性剤が入っています。日傘や帽子で日光を避けましょう
- やむを得ず日焼け止め剤を塗るときは、処方された親水ワセリンや抗ヒスタミン剤を塗ってから使用しましょう

の服で日光を防ぐことをおすすめします。地面や明るい色の服からの反射光も多少はあるでしょうが、そこまで神経質になることはありません。メラニン色素が紫外線吸収剤となってくれます。

ちなみに、米ぬかには紫外線吸収作用があると言われています。気になるところに塗ったりしてもいいかもしれません。

海や海外のリゾート地など、紫外線が非常に強い場所でどうしても日焼け止め剤を使用するという場合は、下地として親水ワセリンなどの保湿剤をしっかりと塗り、べたつきをティッシュでふき取ってから日焼け止め剤を塗って、少しでも肌を守るようにしてください。

カラーリング、パーマは要注意

これは10代の女性のお話です。アトピー性皮膚炎を発症して受診した病院でステロイドを処方されましたが、良くなったり悪くなったりをくり返し、なかなか完治しないということで来院されました。受診時は全身にかき傷がある状態で、とくに顔はひどい状態でしたが、私の治療で、1ヵ月もすると症状はかなり軽くなっていました。

ところが、その2週間ほどあとに、症状をひどく悪化させて来院してきたのです。女性を見ると、以前より髪の色が明るくなっています。なんと、肌がきれいになったので、ついおしゃれをしたくて髪染め（カラーリング）をしたということでした。

「でも先生、アレルギー体質なのはわかっていたので、パッチテストもちゃんとしたんです。それでも何の反応もなかったので大丈夫だと思って、自宅でカラーリングしたんです」と言う女性の顔は、全体がふくれあがって皮膚がむけ、じくじくと汁が出ていました。年頃の女性ですし、おしゃれをしたい気持ちもわかりますが、この状態ではとても外出できたものではありません。

私は「腕にちょっとばかり髪染め液をつけたときはなんともなかったとしても、髪染めで実際に頭全体に使用したら、体の限度を超してしまったんでしょう」と説明し、まずは外出できるくらいになるまで毎日、通院するように言いました。

その甲斐あってか、1週間くらいで顔が見られる程度には回復しました。その後はさすがに髪染めをすることはなくなりましたが、年に1回くらいは、スキンケア化粧品で炎症を起こすなど、再発をくり返して来院してきています。

この年代の男女の治癒率はほかの世代より低いのですが、これはおしゃれをしたい年頃であるため、合成界面活性剤抜きの生活が徹底できず、再発をくり返すことが原因です。

最初に私がどんなに界面活性剤が皮膚に及ぼす影響を説明しても、おしゃれをしたい、洗剤で洗いたいという気持ちを抑えられない若者は非常に多いのです。

アトピーを悪化させない洋服、アクセサリー選び

女性のアトピーで案外、盲点になっているのが洋服やアクセサリーです。アトピー性皮

膚炎の症状が少しでも出ている場合、直接皮膚に触れる肌着などに関しては、木綿などの天然素材を身につけましょう。

ナイロン、ポリエステル、ウレタンなどの化学繊維は速乾性があり、洗濯などの取扱いが簡単で、しかも肌触りがなめらかで安価ということもあり、多くの衣類に使われています。しかし、その反面、汗を吸い取りにくいという特徴を持ち合わせているのです。汗や皮脂の汚れが衣類に吸収されずにいると、それらは皮膚に残り、かゆみを誘発します。そして無意識に掻いてしまうことでアトピー性皮膚炎の症状を悪化させるのです。

女性はナイロンストッキングやタイツをはくことも多いと思います。仕事ではかなければならない方もいるでしょう。しかし、それらが原因でアトピー性皮膚炎を悪化させた女性は多いのです。勤務している会社に事情を説明して、ストッキングをはかないファッション（冬場は脚が冷えるので、パンツスーツに綿の靴下といったスタイル）で通勤させてもらってください。男性のナイロンの靴下も、同様に症状悪化の要因になります。

また、おろしたてやクリーニング済みの衣類もあまり皮膚にとって良くありません。糊加工などがほどこされているので、敏感な皮膚を刺激する要因になります。着る前にぬるま湯で洗うことをおすすめします。シーツやタオル、ハンカチ、帽子なども、最初に使う

＋＋＋ 肌に触れる洋服やアクセサリーなどにも注意が必要 ＋＋＋

問題のないもの

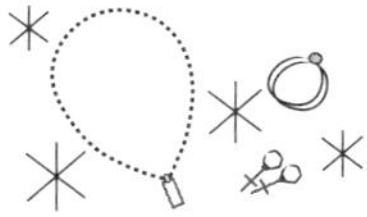

●純度の高い金属でできたアクセサリー類

●天然素材（綿や麻）の洋服や下着

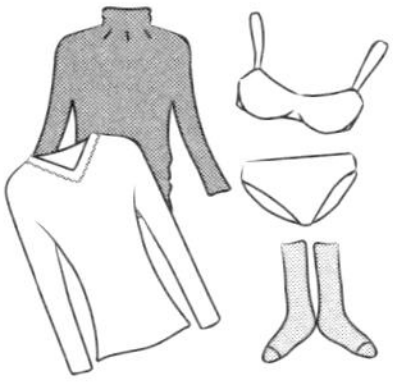

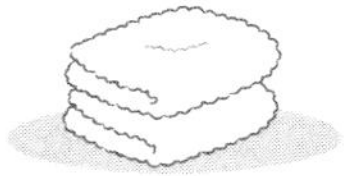

●タオル
＊使い始めはぬるま湯で洗いましょう

避けたほうがよいもの

●化学繊維でできた洋服や下着
・ストッキングやタイツ
・アクリル混のニット
・ナイロンやポリエステルなどの洋服や下着

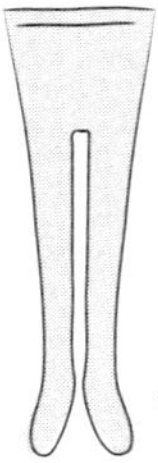

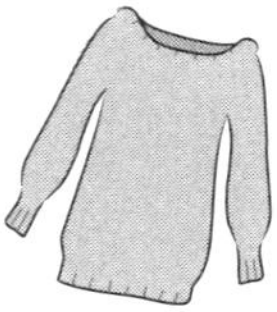

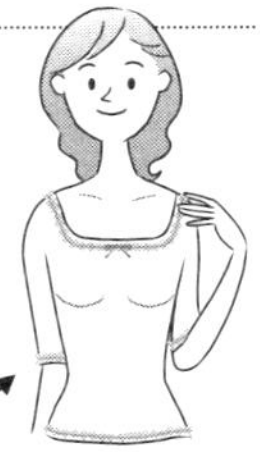

＊化学繊維を身につけるときは、天然素材の下着などを着て、直接肌に触れないようにしましょう

●おろしたてやクリーニング済みの衣類
＊ぬるま湯で洗ってから身につけましょう

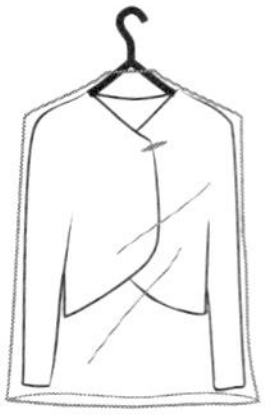

●メッキ加工や純度のあまり高くない金属でできたアクセサリー類
＊アレルギーを起こしやすいアクセサリーや腕時計は、服の上から身につけるようにすると安心です

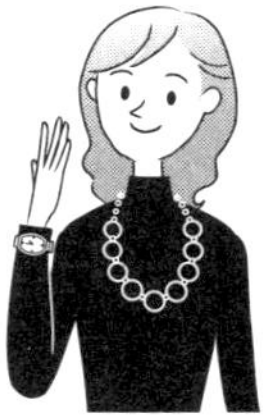

前にはぬるま湯で洗いましょう。

アトピー性皮膚炎の患者さんは、金属アレルギーを持ち合わせていたり、引き起こしやすいので、こちらにも注意が必要です。

一般的に、金やプラチナなどで純度の高いものはアレルギーを起こしにくいようです。皮膚に直接触れる状態で身につける場合は、純度の高い金属類を選んでください。

そうはいっても、金やプラチナは高価なもの。金やプラチナは無理だけれど、おしゃれをしたいという方は、ネックレスやブレスレット、腕時計などを皮膚に直接ではなく、衣類の上から身につけるようにすればいいのです。

アトピー性皮膚炎の患者は日常のおしゃれを制限されることも多いですが、それによってストレスがたまったり、自分に自信が持てなくなることもアレルギーを引き起こす誘因になります。制限された中でも、自分なりのファッションを楽しむ心を持ってください。

エピローグ

ここまでお読みになった皆さんは、合成洗剤つまり合成界面活性剤がアトピー性皮膚炎の原因となっていることがよくおわかりになったと思います。合成洗剤の使用をやめれば、重症のアトピー性皮膚炎であっても、正常な皮膚の状態に戻ります。ただ、一度アトピー性皮膚炎を発症してしまった人の場合、症状がなくなったからといって合成洗剤の使用を再開すると、また症状が出てきてしまいます。ですから、皮膚をよい状態に保つためには、とにかく合成洗剤を使う生活から脱出することが重要なのです。

また、第2章でお話ししたように、多くの病院で治療にステロイドの軟膏を使っていることも、アトピー性皮膚炎を治りにくくしている要因のひとつです。ステロイドは、処方する医師がさじ加減を間違えると、患者さんをステロイドが手放せない「ステロイド依存症」にしてしまう危険があるからです。

アトピー性皮膚炎の治療法として、合成洗剤を使用しない生活の啓蒙をおこなうこととともに、ステロイド依存の患者をなくすことも、私の今後の使命だと思っています。

それでは、副作用がなく、アトピー性皮膚炎の症状緩和に効果のある物質はこの世にあるのでしょうか?

私はこの疑問の答えを見つけ出そうと、40年も前から研究を重ねてきました。その甲斐あってか、アトピー性皮膚炎を治す可能性の高い物質があることを見つけ出しました。

その物質とは、ラクトフェリンです。分泌型IgAの研究をしていたとき、赤ちゃんが生まれて最初の数日間に出る母乳（初乳）を採取し、分泌型IgAについて調べる機会がありました。その過程で、初乳に多く含まれるラクトフェリンにも何か重要な役割があるのではないかと考えるようになったのです。それ以来、分泌型IgAの研究とともに、ラクトフェリンの研究も続けてきました。

ラクトフェリンはほ乳類の母乳に含まれるタンパク質です。「ラクト」は乳、「フェリン」は鉄という意味があり、その名の通り鉄を含んだタンパク質です。

ほ乳類の中では人間の母乳にもっとも多くラクトフェリンが含まれていて、1リットルあたり1～3グラム、初乳には5～7グラムということがわかっています。母乳だけでなく唾液や涙、消化管の分泌液にも含まれるので、老若男女だれもが持っている物質といえるでしょう。

食べ物では牛乳、ナチュラルチーズ、ヨーグルト、アイスクリームなど乳製品に多く含まれていますが、ラクトフェリンは熱に弱い性質があるので、加熱処理されたチーズや牛乳にはほとんど入っていません。

驚くべきは、ラクトフェリンのはたらきです。ラクトフェリンは鉄とくっつくという性質があるため、鉄を多く含んでいます。初乳や母乳にラクトフェリンが多く含まれるのは、この性質に関係していると思われます。赤ちゃんは血液を作るために必要な鉄を自分でまかなえないので、外から鉄をもらう必要があり、それを供給するのが母乳に含まれるラクトフェリンだと考えられるのです。

また、ラクトフェリンには殺菌作用、がん細胞を攻撃する抗腫瘍作用、そして免疫を高める作用があることが知られており、医療の分野でも注目の物質となっています。

こういった作用を持つラクトフェリンは、アトピー性皮膚炎の治療にも一役買ってくれるかもしれないと私はずっと思っていました。

そして、研究を重ねた結果、ラクトフェリンにかゆみを抑える作用があることを発見したのです。５００人以上の患者さんに親水ワセリンにラクトフェリンを混ぜた軟膏とラクトフェリン入りのボディーローションを処方し、経過を観察したところ、１週間も経たないうちにかゆみがラクになったとの報告を多数、受けたのです。炎症などの症状も確実に緩和されていました。

また、ラクトフェリン入りの親水ワセリン軟膏を使うと、通常のかゆみ止め軟膏（リドカインを親水ワセリンに混ぜたもの）よりも長時間かゆみが治まっていたというデータも得られました。

ラクトフェリンがどのような作用でかゆみを抑えるのかについては、現在、臨床例をもとに研究中です。

ラクトフェリンに関しては、最近になってようやく牛乳から分離、生成する技術が確立され、大学や病院等で研究に使用できるようになった段階なので、まだまだその作用や性質についてはわかっていないことも多いのです。これからも日々、研究を重ねていくつもりです。

●参考文献

『アトピー性皮膚炎　これで治る！』磯辺善成　早稲田出版（2001年）
『アトピーは合成洗剤が原因だった！』磯辺善成　メタモル出版（2007年）
『アトピー性皮膚炎　正しい治療がわかる本』福井次矢　編　古江増隆　著　法研（2008年）
『アトピー治療の常識・非常識　知ってなっとく！　最新治療』清益功浩　医薬経済社（2009年）
『アトピー治療最前線』NHK取材班　編　岩波書店（1997年）
『決定版　専門医がやさしく語るアトピー性皮膚炎』日本皮膚科学会アトピー性皮膚炎治療問題委員会　編　暮しの手帖社（2001年）
『アレルギーはなぜ起こるか』斎藤博久　講談社（2008年）
『大人のアトピーは自分で治す』戸田浄　講談社（1995年）
『合成洗剤　恐怖の生体実験』坂下栄　メタモル出版（2001年）
『きれいな肌でいたい！　化粧品をどう選ぶ？』小澤王春　学陽書房（2001年）
『バカがつける化粧品』小澤王春　メタモル出版（2004年）

「洗《あら》わない！」でアトピーを治《なお》す　健康ライブラリースペシャル

2011年４月26日　第１刷発行
2014年12月19日　第３刷発行

著　者　磯辺善成（いそべ・よしなり）
発行者　鈴木 哲
発行所　株式会社講談社
東京都文京区音羽二丁目 12－21
郵便番号 112－8001
電　話　出版部　03－5395－3560
販売部　03－5395－3622
業務部　03－5395－3615
印刷所　豊国印刷株式会社
製本所　株式会社若林製本工場
本文データ制作　講談社デジタル製作部
N.D.C. 492 140p 19 cm

ISBN978-4-06-259660-2

【講談社　健康ライブラリー】

新版　ひきつけ・けいれんは小児てんかんを疑え

金澤　治
埼玉医科大学
神経精神科・心療内科准教授

10歳までに100人に1人は発病するといわれる小児てんかん。ひきつけ・けいれんを繰り返す子どもはてんかんの可能性がある。病気の正しい知識から専門医の選び方、症状ごとの最新療法まで具体的に解説する。

1300円

帯状疱疹に克つ

長沼芳和
長沼ペインクリニック院長

子どものときに水ぼうそうにかかった人ならだれでも発病する可能性のある帯状疱疹。重症になると不治の神経痛に苦しむこともある。帯状疱疹にならない、なっても重症化させないための有効な対処法とは何か？

1300円

新版　自然治癒力の驚異

帯津良一
帯津三敬病院名誉院長

ガンの進行が止まった！　アトピーが治った！　など難病を克服した驚きの症例。日本のホリスティック（全体）医学の先駆者による〝自然治癒力を高める方法〟とは？　現代医療で効果が現れない人たちの必読書。

1300円

こどもの感染症
予防のしかた・治しかた

金子光延
かねこクリニック院長

カゼ、はしか、インフルエンザ、プール熱……、育児では避けて通れない感染症をドクター金子がひとつひとつていねいに解説する。可愛いイラスト・漫画つきで、新米ママにもベテランママにもオススメの一冊。

1300円

漢方でアレルギー体質を改善する

幸井俊高
薬石花房　幸福薬局・中医師

病院で改善しない慢性的な疾患にどう対処すればいいのか？　漢方では、その人の体質に根ざす問題だと考える。現代人の四つの体質別にアトピー、ぜんそく、花粉症で悩んでいる人に生活習慣からの改善を説く。

1300円

定価は本体価格（税別）です。定価は変更することがあります。

【講談社　健康ライブラリー　スペシャル】

発達障害に気づいて・育てる完全ガイド
先生・保護者がすぐに使える記入式シートつき

監修　黒澤礼子　臨床心理士　臨床発達心理士

座っていられない、読み書きが苦手などの発達障害の子どもが全国に69万人。本書は、記入式シートで子どもの傾向がわかる初めてのガイド。早く対応すれば、必ず改善できる！　特別支援教育に対応の小学生版。

1300円

プラダー・ウィリー症候群
先天性疾患による発達障害のことがわかる本

監修　長谷川知子　臨床遺伝専門医

食欲が抑えられない、物をよく隠す、よくしゃべるが内容を理解していない……。不思議な行動はなぜおこるのか？　治療法はあるのか？　全国患者家族が待ち望んだ日本初のプラダー・ウィリー症候群の解説本！

1200円

あきらめないで！　自閉症
幼児編

平岩幹男　医学博士

言葉が話せない自閉症であっても、適切な早期療育を行えば、劇的に改善する可能性があります。アメリカで開発されたＡＢＡ、ＴＥＡＣＣＨ、ＰＥＣＳなどの療育法に詳しい専門医が書いた画期的な解説書。

1429円

自閉症は漢方でよくなる！

飯田　誠　飯田医院院長

児童精神科医の著者は、自閉症の人の脳の緊張をやわらげラクにする「大柴胡湯」に注目。その効果と子どもの変化を20年間見続けてきた。自閉症やアスペルガー症候群の人の実例から漢方治療の実態と効果がわかる一冊。

1300円

子どもに薬を飲ませる前に読む本

山田　真　八王子中央診療所所長

子どもに薬を飲ませすぎていませんか？　かぜをひいたら解熱剤、感染症には抗生物質……子どもの病気に薬は必要？　「飲ませないと不安」という声に小児科医がこたえる、きちんとわかる子どもの薬の本。

1300円

定価は本体価格（税別）です。定価は変更することがあります。

【講談社　健康ライブラリー　イラスト版】

子どもの危ないひきつけ・けいれん

監修　金澤　治
埼玉医科大学神経精神科助教授

手足がつっぱる、ガクガク震える、意識がない！　突然のひきつけ、どうすればいいの？　熱性けいれん、てんかん、増え続ける光過敏性発作などへの正しい対処法、受診のポイントから予防法までをやさしく図解。

1200円

子どもの発達障害と情緒障害

監修　杉山登志郎
あいち小児保健医療総合センター
保健センター長兼心療科部長

発達障害が注目されるいっぽうで、情緒的な混乱については見過ごされる傾向にある。子どもの発達の問題と、情緒的な混乱の複雑なからみあいを専門医がやさしく解説。子どもへの正しい接し方がわかる一冊。

1200円

膠原病とリウマチの治し方

監修　村島温子
国立成育医療センター
母性内科医長

膠原病の治療法は、免疫抑制薬や生物学的製剤などの新薬の登場をはじめ、めざましく進歩している。本書では膠原病のさまざまなタイプにあわせた最新治療から、症状を悪化させないための暮らし方などを紹介。

1200円

チックとトゥレット症候群がよくわかる本

監修　星加明德
東京医科大学小児科学教授

くり返すまばたきや首ふり。お母さん方はしつけのせいなのか、体に影響はないのか、と心配しがちです。原因は何か、治るのか？　子どもの10人に1～2人が発症するといわれるチックをやさしく解説します。

1200円

子どもの心をストレスから守る本

監修　笠原麻里
国立成育医療研究センター
こころの診療部育児心理科医長

大人同様、子どももストレスに囲まれている現代社会。眠れない・食べない・遊ばないはSOSのサイン。不登校や引きこもりにさせないためにはどう対処したらよい？　ストレスに負けない心をつくるヒントも紹介。

1200円

定価は本体価格（税別）です。定価は変更することがあります。